Obesos o no

CONTENIDO

Prólogo   v

1 Introducción 1

2 Causas 13

3 Problemas 54

4 Bibliografía 67

YO SOY YO Y MIS CIRCUNSTANCIAS
José Ortega y Gasset

PRÓLOGO

He querido escribir este libro, ya que desde mi punto de vista, la obesidad es una enfermedad que muchas veces se infravalora o a la que directamente no se le da importancia.

Esto me parece especialmente peligroso en el caso de los niños y niñas, ya que sin ser ellos muchas veces conscientes de las decisiones que toman durante el día a día en lo referente a los hábitos que tienen, es de especial importancia la educación que reciben.

Es por ello que me he decidido a escribir este libro, para informar sobre las implicaciones que tiene a nivel de salud dicha enfermedad. De la misma manera, hablo de las posibles causas, ya que me parece importante que se conozcan las causas de la enfermedad, para así hacer frente a algunos estigmas al respecto.

Con esto no es mi intención convencerte sobre qué debes hacer con los niños, simplemente quiero dar la información necesaria para que de una forma consciente tomes la decisión más favorable en tu contexto. Hoy en día, es fácil ver a cualquiera dando consejos sobre nutrición y ejercicio a gente que ni siquiera ha pedido ese consejo. Esa percepción social sobre que cualquier persona que tiene sobrepeso necesita ser ayudada ya que es inferior a una persona con peso normal sigue latente a día de hoy.

Esto no es así, que la enfermedad aparezca o no depende de muchísimos factores así como del contexto en el que ha crecido cada uno, así que no hay que hablar sin saber.

CAPÍTULO 1

INTRODUCCIÓN

Pese a lo que mucha gente crea, la obesidad **no es estar gordo,** no es estar todo el día en el sofá, ni es comer mucho y moverse poco. Tampoco es un problema genético, estético, emocional ni psicológico.

La obesidad es una **enfermedad crónica.** Según la OMS (también llamada Organización Mundial para la Salud), sería lo siguiente:

(1)

Esto quiere decir que es una enfermedad que, a diferencia de una gripe, no dura una semana ni se transmite como un virus (por si alguien estaba preocupado). Esta enfermedad tiene diferentes causas:

- **Causas genéticas:** la información de nuestras células, las que hacen que seas como seas y no seas, por ejemplo, como tu vecina.

- **Causas ambientales:** o sea, la implicación que tiene el ambiente sobre ti. Imagina que trabajas en una oficina. En este caso, estarías **ocho horas sentado y sin moverte,** y a la hora de comer comerías una hamburguesa de la *foodtruck* que está cerca de tu empresa.

Seguramente sea más fácil que ganes más peso de esta forma que si trabajases repartiendo correo a pie y comiendo en casa. Pues éste, sería un ejemplo del papel que tiene el ambiente en una persona.

Un tema mucho más profundo que el que te pueda parecer, como se verá más adelante.

-   **Causas fisiológicas**: habrás escuchado hablar sobre las **hormonas**, que si hacen que las mujeres tengan la regla, que si hacen que te pongas muy fuerte… Pues dichas hormonas también tienen un papel muy importante en la regulación del hambre y la saciedad, entre otros.

-   Por último, falta hablar sobre las **causas de comportamiento**: dicho de una forma más simple, los **hábitos de vida**. Estos serían los más "fáciles", ya que son los que más están en tu mano controlar. Lo pongo entre comillas, ya que en algunos casos puede no ser tan fácil como podría parecer.

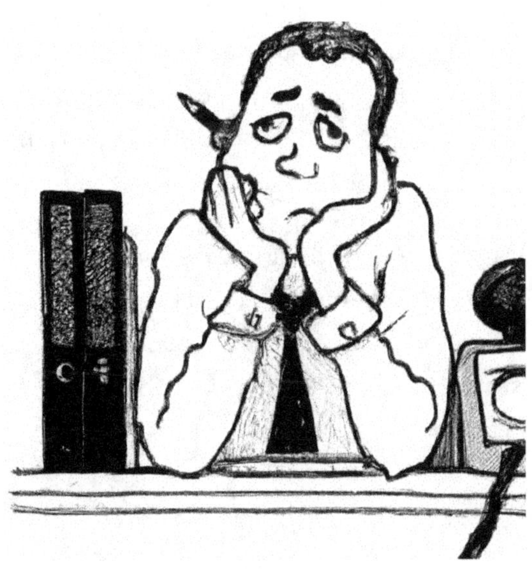

UNA VISIÓN SIMPLISTA DE LA ENFERMEDAD

Aunque no lo sea todo, la obesidad sí que está relacionada con qué y cuánto comemos y cuánto nos movemos. Poniéndonos científicos, esto se resumiría a si al final del día hemos ingerido más, menos o la misma energía que la que hemos consumido.

A esta **energía** se le llama coloquialmente **caloría**, "cal", abreviando. Aunque en realidad, se suele usar la **kilocaloría (kcal)**. Si hiciste educación primaria, sabrás que 1000 calorías y 1 kilocaloría significan lo mismo. Si esto no fuese así, nos encontraríamos con que una manzana tendría 50.000 calorías, y una persona gasta 2 millones de calorías al día. Todo es más fácil si entendemos esto.

Poniéndonos prácticos, si al final del día hemos consumido más calorías que las que hemos gastado, estaríamos en *superávit* **calórico**. Pero si hemos consumido menos, sería un **déficit calórico.**

Calcular esto es bastante sencillo; sólo hacen falta conocimientos básicos de matemática, usando la fórmula de *Harris-Benedict*. Si tienes un trauma con las fórmulas, haciendo una búsqueda en Internet encontrarás una calculadora en seguida, que te resolverá la ecuación automáticamente. Sin embargo, te dejo la fórmula por aquí, por si te acuerdas de cómo se hace una ecuación.

El resultado que conseguimos se llama **Tasa de Metabolismo Basal (TMB)**, que estaría representado como **kcal/día**, y sería el resultado de la energía que gastamos durante todo el día sin movernos. Esto es, el gasto que hace nuestro organismo para mantenernos con vida.

$$\text{TMB Hombre} = (10 \times \text{peso en kg}) + (6.25 \times \text{altura en cm}) - (5 \times \text{edad en años}) + 5$$

$$\text{TMB Mujer} = (10 \times \text{peso en kg}) + (6.25 \times \text{altura en cm}) - (5 \times \text{edad en años}) - 161$$

Fórmula Harris- Benedict

Salvo que seas una almeja y permanezcas sin moverte todo el día gastarás más que esto, ya que realizarás diferentes actividades durante el día. A esto se le llama **actividad física,** y tiene en cuenta tanto las actividades cotidianas como hacer la compra, ir al trabajo… como hacer deporte.

Multiplicaremos el TMB por el **Factor de Actividad (FA),** lo que nos dará el **Gasto Energético Total (GET).** Este factor varía dependiendo de cuánta y qué actividades se realicen. Puede ir desde 1 (que sería estar dormido o no moverse) hasta 2 (persona que practica deporte a diario). Hay que mencionar que también hay casos en los que los deportistas tendrán esta cifra aumentada.

$$\text{GET} = \text{FA} \times \text{TMB}$$

A esto hay que sumarle el **efecto térmico de los alimentos.** Esta es la energía que necesita el organismo para digerir los alimentos y obtener sus nutrientes. Dicho efecto se suele calcular a partir de las calorías que se ingieren, y depende de qué está compuesto ese alimento. Aunque, para simplificar, en general se tiene en cuenta el

10% de las calorías que se ingieren para calcular la energía que utiliza nuestro organismo para digerir los alimentos.

Así, teniendo todo esto en cuenta, si ingerimos más calorías de las que gastamos durante un mes, rellenaremos nuestros michelines, mientras que si gastamos más calorías que las que metemos, estos michelines se gastarán y reducirán.

No es el objetivo de este libro ser una guía nutricional; simplemente quería explicar de dónde viene la ganancia y pérdida de peso sin profundizar demasiado, ya que quiero que quede claro que, **si simplificamos el asunto**, todo se reduce a **calorías que entran y salen.**

¿A DÓNDE VAN LAS CALORÍAS DE NUESTRA DIETA QUE NO GASTAMOS?

Para bien o para mal, las calorías de más que ingerimos se quedan en nuestro propio cuerpo, y éstas se guardan de diferentes maneras.

Una de las opciones es que se guarden en forma de **glucógeno,** y éste se guarda **en el músculo y el hígado**. El cuerpo suele utilizar mayormente el hígado para sus funciones vitales, así como el cerebro, así que el glucógeno acumulado en el hígado es utilizado para nuestras funciones vitales. El que se acumula dentro del músculo, en cambio, suele ser utilizado en el **ejercicio físico**.

Otra opción es que las calorías de más que hemos ingerido se hayan guardado en forma de **proteína en el músculo**. Aunque no sea una vía que el cuerpo utilice normalmente, se puede conseguir energía "quemando" músculo; esto es, a través de las calorías que se han guardado en forma de proteína en el músculo, obtendremos energía. Si alguna vez has hablado con una persona que esté dentro del mundo del culturismo, sabrás que ha hecho etapas de volumen, donde al ser su objetivo ganar músculo, come más calorías de las que gasta. Esto, junto con un entrenamiento específico, ayuda a que esa persona pueda ponerse bien mazada.

Por último, nos faltaría la **grasa**. En este proceso, esas calorías de más entran en unas células llamadas **adipocitos,** donde esperan a ser utilizadas. Actúa mayormente como reserva energética, algo así como la joroba de los camellos. Si has escuchado que pueden aguantar mucho tiempo sin comer, es gracias a esa joroba que tienen, la cual está compuesta por grasa.

Aunque hoy en día, sobre todo en gran parte del primer mundo, ya no tenga mucho sentido por la facilidad que existe a la hora de obtener comida, esta es una adaptación que ha permitido al ser humano sobrevivir durante miles de años. Piensa que, sin esta capacidad de poder reservar energía en épocas de abundancia de comida, pocos habrían sobrevivido a épocas de escasez de alimentos.

Menciono esto para que no pienses que toda esa energía o calorías de más que has consumido se han convertido directamente en grasa, sino que el cuerpo tiene otras opciones para poder almacenar esta energía de más.

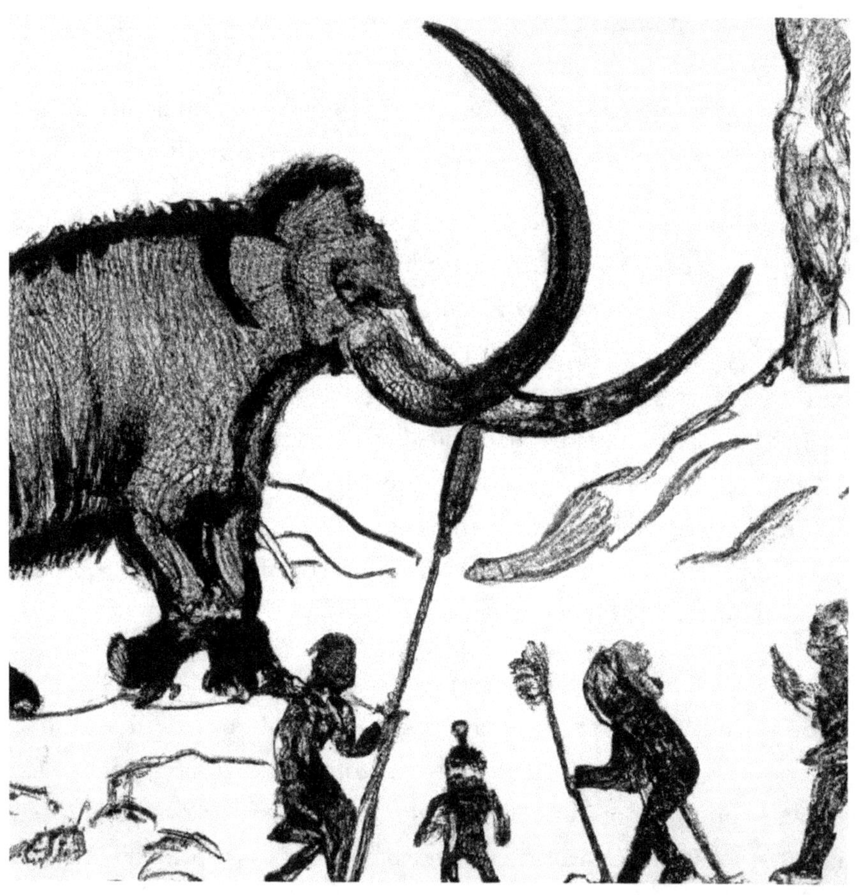

VOLVIENDO A LA OBESIDAD: EL DIAGNÓSTICO

Hay diferentes maneras de diagnosticar la obesidad. El más utilizado y simple, y no por ello el mejor, es el **Índice de Masa Corporal**, o como tal vez habrás escuchado alguna vez, **IMC**.

El IMC es muy fácil de calcular, ya que sólo hace falta la altura (en m) y el peso (en kg).

$$IMC = peso\ en\ Kg\ /\ altura\ en\ m^2$$

De esta manera, obtenemos que una **persona adulta** estaría diagnosticada de obesidad cuando su IMC sea **superior a 30**.

Por debajo	<18,5
Normopeso	18,5 - 24,9
Sobrepeso	25 - 29,9
Obesidad I	30 - 34,9
Obesidad II	35 - 39,9
Obesidad III	>40

ANTES DE QUE SE ME OLVIDE: LOS NIÑOS

Una vez habiendo hecho esta introducción, volvemos al tema principal de este libro: los niños.

En el caso de los niños, el diagnóstico de la obesidad sería diferente. El **IMC va variando a lo largo del desarrollo**: asciende rápidamente durante el primer año, decrece de los 12 meses hasta los 5-6 años y luego vuelve a ascender progresivamente, especialmente durante la adolescencia, hasta que ya en la vida adulta, se estabiliza (2).

El diagnóstico de la obesidad se realiza teniendo en cuenta la **desviación sobre el estándar** de desarrollo de los niños. Es decir, si nos fijamos en los gráficos de abajo, veremos cómo no crece de manera lineal y que varía según la edad en la que miremos.

Si analizando la edad, vemos que el IMC está por encima de la línea roja, podríamos decir que ese niño o niña padece obesidad.

Así, una niña de 7 años con un IMC cercano a 20 tendría obesidad, mientras que con 13 años y el mismo IMC entraría dentro de la categoría de "normopeso".

Chicas

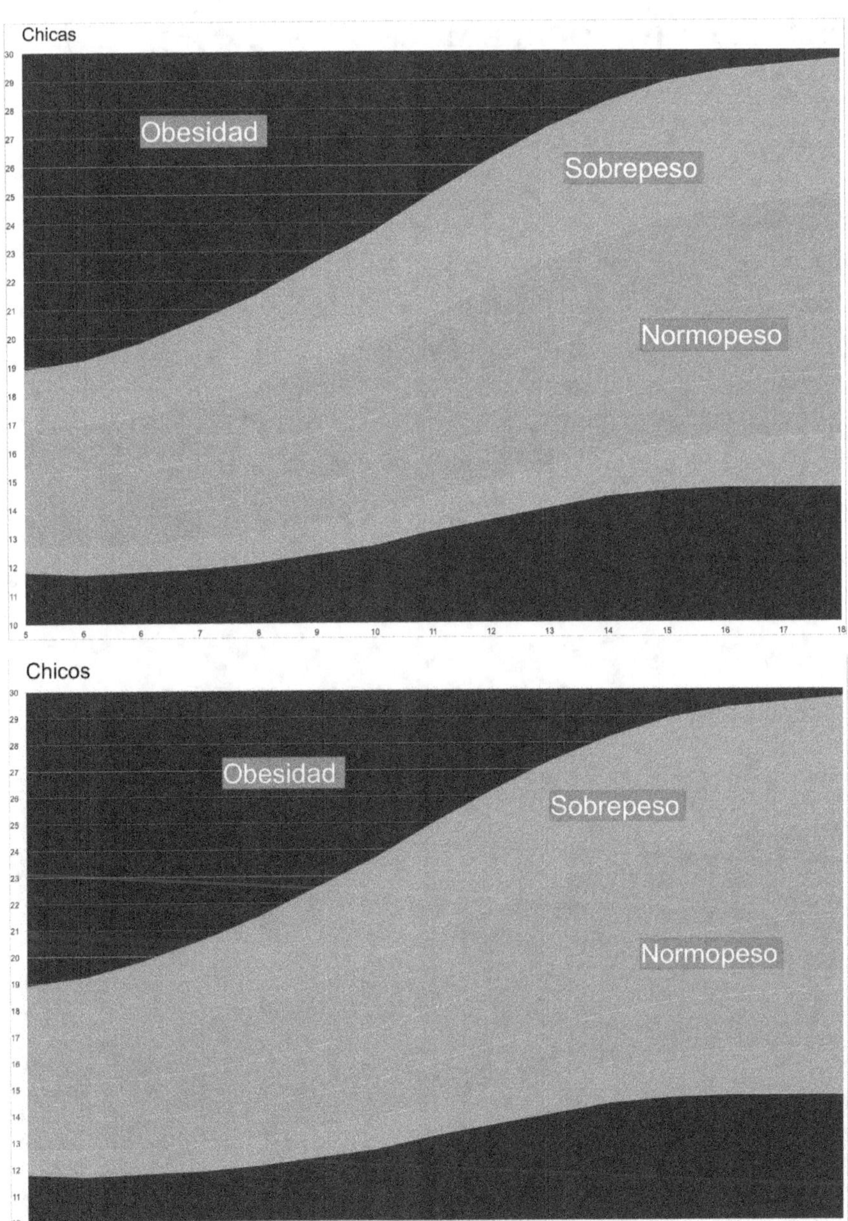

Chicos

PERO… ¿ESTO OCURRE MUCHO?

Por si te estabas haciendo esta pregunta, la respuesta es que sí. Ocurre mucho, y cada vez más. En España, en un estudio realizado en 2019, se vio que el 23,3% de los niños tenían sobrepeso, mientras que el 17,3% presenta obesidad. Así, 4 de cada 10 niños estarían por encima del peso recomendado (3).

En las próximas páginas se hablará más en profundidad sobre las causas, así como de los problemas que pueda traer a largo plazo esta enfermedad.

CAPÍTULO 2

CAUSAS

Puesto de manera sencilla, las razones o causas de la obesidad suelen ser moverse poco y comer mal.

Hala, ya puedes dejar el libro…

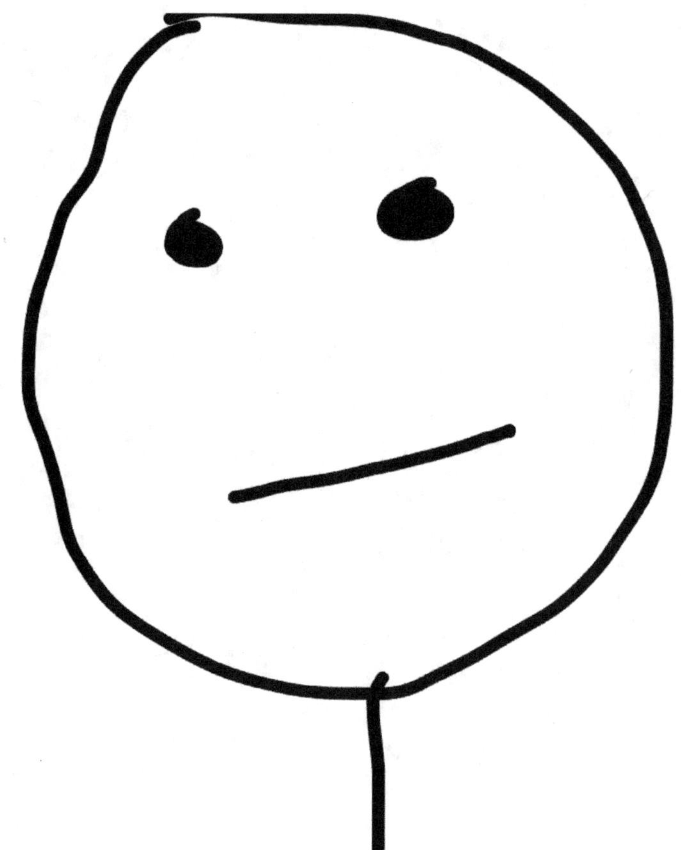

No, es broma.

Aunque en realidad sí que es así, hay que matizar mucho más en las razones para poder entenderlas bien, como se hará en este capítulo.

PERO…. ¿LA GENÉTICA NO TENÍA IMPORTANCIA?

Pues si bien es cierto que la **genética** puede favorecer la aparición de la obesidad, un **25-40%** aproximadamente (4), no ocurre únicamente por los genes (salvo en unos pocos casos), sino que está influido por los factores ambientales.

Esto no significa que salgas a la calle, pilles un virus y por ello desarrolles la enfermedad, como espero que haya quedado claro en el capítulo anterior. Realmente hay que tener en cuenta todo lo que hace esa persona, la educación que ha recibido…

Esto no se limita únicamente a la educación que reciben los niños y niñas en los colegios, sino a la influencia de los padres (5). Es decir, si como padre o madre quieres que tu hijo o hija haga deporte, pero lo que ve en casa es que pasas la tarde en el sofá viendo Netflix con una cerveza… comprenderás que es más fácil que siendo adulto siga tu ejemplo.

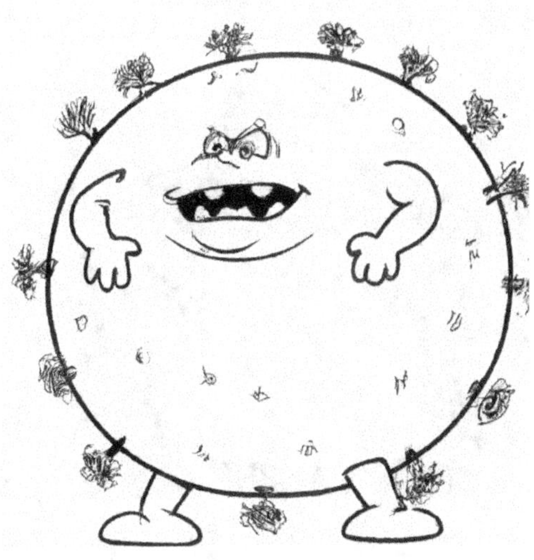

Lo que los niños ven en casa tiene mayor importancia de lo que creemos, eso de predicar con el ejemplo. Se ha visto cómo los hábitos alimentarios que se adquieren durante la infancia se mantienen en la adultez (6).

La **familia** tiene una gran influencia en los hábitos que adquieren los niños, algo así como el **70**% (7).

OTRAS CAUSAS COMO LA POLÍTICA TIENEN INFLUENCIA

Y en esto seguro que estás de acuerdo.

Como he dicho antes, los **factores ambientales influyen en el niño**. Pero claro, a no ser que tengas a tu niño encerrado en casa y no le dejes salir (esperemos que no sea el caso) Éste saldrá a la calle, hablará con otros niños, entrará en tiendas, verá anuncios…

Todo esto **influye** en el niño, es decir, la sociedad tiene influencia en cómo nos comportamos.

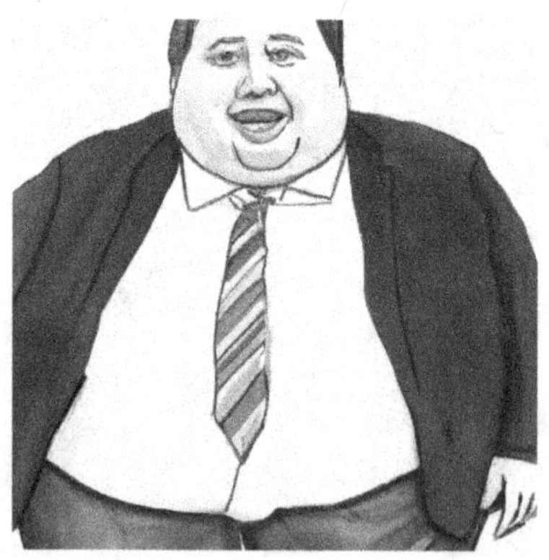

En España, algunas de las **políticas** podrían afectar y favorecer la aparición de la obesidad, como por ejemplo la educación institucional.

Tomando España como ejemplo, un **horario** típico que los niños y niñas pueden tener en Educación Primaria sería de 9 a 11; después bajan media hora de recreo al patio, para luego volver a clase e ir a comer a las 12:30. Quien puede vuelve a casa, y quien no, come en el comedor escolar, y todos vuelven a las 14:30 a clase hasta que el colegio acaba a las 16:30.

Así, nos planteamos que los jóvenes de 6 a 12 años pasan **siete horas y media** en las que se van a **mover** más bien **poco**.

Aunque sea cierto que entre esas siete horas y media hay aproximadamente dos horas y media de tiempo libre, si se analiza más profundamente nos damos cuenta de que no es así del todo.

Primero, de los 30' de **patio** hay que restarle el tiempo que los niños tardan en recoger y prepararse para salir. Incluso puede pasar que al profesor o profesora de turno se le alargue la clase y tarden más de lo que deben en salir. Además, si esos niños han llevado almuerzo, tendrán que comérselo antes de empezar a jugar, aunque haya quien se lo zampa mientras juega. Así que, podemos decir que ya **no tienen media hora libre**.

En lo referente al tramo en el que comen, tenemos que dividir dos grupos: el que come en casa y el que come en el comedor escolar.

El grupo que come en casa, acaba la clase, recoge, se prepara y va hasta su casa. Puede que tenga un minuto de recorrido o veinte. Allí come (échale entre 30'-45' que tarda en comerse todo) y después, dependiendo de los padres, volverá antes o después al colegio.

Este grupo ya no va a tener dos horas y treinta minutos de juego, y en muchos casos el tiempo se verá reducido a cero.

En lo referente al grupo del comedor escolar, será un poco diferente; el tiempo que pasan comiendo será parecido al que come en casa, pero llegará antes al patio.

Está claro que este grupo tendrá más tiempo de juego que el que come en casa. Aun así, hay un pequeño detalle que puedes haber pasado por alto. Si alguna vez como adulto has intentado echar unas carreras justo después de haber comido, habrás notado que se te ha hecho mucho más difícil. Pues en los niños ocurre lo mismo.

Esto es experiencia personal, he visto casos en los que los niños vomitan después de comer debido a la alta intensidad del juego.

Dicho esto, **que cada uno valore si esas dos horas de tiempo libre son reales o no.**

PERO EN EL COLEGIO TAMBIÉN TIENEN EDUCACIÓN FÍSICA

Lo cual es cierto, menos mal. Pero volvemos al mismo tema de antes, **el tiempo es muy reducido.**

Por ley, hay dos horas de Educación Física a la semana. Depende del centro, estas horas irán seguidas o no.

Así que tenemos dos horas, pero no son dos horas reales, ya que hay que restarle el tiempo de preparar el material, explicaciones, y lo más importante, la ducha. Por supuesto, es algo necesario, incluso incluido en el currículo educativo, pero poco práctico si vemos que se "pierde" media hora en ello.

PUES QUE CORRAN CUANDO ACABE EL COLE

Es cierto que **una vez acabado el cole** los niños pueden jugar y desfogarse. Pero esto no ocurre en todos los casos.

En muchos casos, los niños siguen yendo a clase, ya sea de inglés, música, arte… es decir, los **extraescolares**. Recae en los padres la responsabilidad de que vayan o no, y seguro que siempre elegirán lo que crean que es mejor para sus hijos, teniendo en cuenta en la medida de lo posible sus preferencias.

En lo referente a España la mayoría de padres apuntan a sus hijos e hijas a algún extraescolar. El 76,7% de los niños en España dedican entre 2 y 4 tardes a la semana a alguna actividad extraescolar. Además, hay un claro sesgo de género en esto, ya que los niños participan mayormente en actividades deportivas, mientras que las niñas lo hacen en actividades más sedentarias (8).

Además, que no se nos olvide que los quehaceres del colegio no acaban a las 16:30. A menudo los profesores envían **deberes** a sus alumnos para que los hagan en casa; incluso puede ser que éstos tengan que dedicar parte de su tiempo a estudiar, por si tienen un **examen** cerca.

Todo esto, sea beneficioso o no, está **reduciendo el tiempo libre** de los niños. Esto es muy beneficioso, ya que el tener tiempo libre y **jugar al aire libre**, hace que estemos expuestos a la luz del sol y elementos naturales, lo cual ayuda al **desarrollo de los huesos**, al **desarrollo del sistema inmune** (lo que evita que te pongas enfermo) (9) y a reducir los casos de sobrepeso y obesidad, ya que se aumenta el tiempo de AF que realizan (10).

NO TODO VALE

Y es que a todo lo mencionado antes, hay que sumarle los **gustos personales** del niño. No a todos los niños les gustan los mismos juegos, hay quien prefiere jugar a juegos de mesa que estar corriendo detrás del balón, o puede que a un miembro le gusten juegos que impliquen correr, pero no a su grupo de amigos.

QUE NO SE NOS OLVIDE EL BULLYING

Ya que hay niños a los que se dejan de lado y no quieren jugar con él, y habrá quienes, por haber recibido **insultos** de sus compañeros, por haberse sentido rechazados, decidan no unirse a juegos de equipo.

¿Y LOS ADOLESCENTES?

En esta etapa, a partir de los 12 años aproximadamente, nos encontramos en Educación Secundaria. En esta época, en lo referente a descansos entre clases y para comer, veremos que es **bastante similar** a lo anterior. Entrando a las nueve de la mañana, descanso de media hora para el almuerzo, una hora para comer y volver a clase para acabar a las cuatro y media.

También suele ser típico una jornada continua, en la que las clases son seguidas con descansos breves, y acaban a las dos o tres para ir a comer.

En cuanto a la Educación Física, se mantiene igual, con dos horas de clase semanales.

Aunque parezca que el tiempo es parecido, los **deberes y tiempo de estudio** son **mayores** en esta etapa (11), ya que pasamos de cerca de 1 hora diaria que dedican en Educación Primaria, a 1,5 que se dedican en Educación Secundaria. Además, el tipo de **ocio** pasa a ser en general mucho más **sedentario**.

¿QUÉ HACEN LOS ADOLESCENTES EN SU TIEMPO LIBRE?

Los más jóvenes tienden a tener un ocio mucho más sedentario como podrían ser los videojuegos, redes sociales, televisión o servicios de *streaming*.

Según la Academia Americana Psiquiátrica para niños y adolescentes, los niños pasan de 4 a 6 horas delante de dispositivos electrónicos o pantallas. En el caso de los adolescentes, esto puede llegar a las 9 horas (12).

En lo referente a las RRSS, los estudios hablan de que los adolescentes de 12 a 17 años pasan aproximadamente 1 hora diaria en RRSS (13). Por otro lado, en lo referente a los videojuegos, se calcula que los adolescentes en España dedican aproximadamente 1 hora diaria a los videojuegos (14).

RESUMIENDO

En resumen, aproximadamente el 81% de los adolescentes a nivel mundial (15) no cumple con las recomendaciones mínimas de actividad física (explicado más adelante).

Aquí, me gustaría mencionar la importancia de moverse como la de evitar no moverse. Es decir, tener comportamientos sedentarios también es un problema de por sí, y esto se aplica a todas las edades (16).

Y A LAS REDES SOCIALES HEMOS LLEGADO

Y es que como habrás podido ir deduciendo, la obesidad no es un problema en el que el único factor que influye sea comer mucho y moverse poco, sino que los **factores psicológicos** tienen una importancia vital en el problema (16).

Es bastante típico el caso en el que los compañeros de clase acosan o hacen ***bullying*** a otro **por tener sobrepeso**. Pues bien, si antes esto se limitaba al círculo de gente cercana de esa persona, ahora el alcance es muchísimo mayor, todo gracias a las redes sociales.

En el mundo telemático son bastante típicos los comentarios donde se **insulta o critica el aspecto físico** de las personas, no sólo en niños, sino que también en adultos.

Apúntate al gym y haz deporte que eres un futuro gran gasto para la sanidad pública

Esto no sólo se limita a los insultos o comentarios que pueda recibir una persona en [inserte nombre de cualquier Red Social], sino la frustración que pueda sentir ese niño o niña al ver que el tipo de cuerpo que "premia" la sociedad es diferente al suyo (17).

Si además entramos en el **funcionamiento de las RRSS**, nos damos cuenta de que están hechas para ser adictivas. Para conseguirlo, nos muestran contenido que queremos ver, y para ello, el algoritmo tiene en cuenta el tiempo de visualización de cada publicación: si te paras más tiempo a ver una publicación, el algoritmo te mostrará más publicaciones similares a ella (18).

Llevándolo a la práctica:

Imagínate al niño que abre una red social, y ahí ve la típica publicación del *influencer fitness* de turno, sin camiseta y con los abdominales marcados.

Si la publicación le llama la atención, la mirará durante más tiempo.

El algoritmo registra el tiempo que la ha mirado.

El algoritmo le recomienda más contenido similar a éste.

El niño acaba viendo contenido similar de *influencers* diferentes.

Al final, este niño verá mayormente este tipo de cuerpos. Verá que es lo normal y lo que es aceptado socialmente.

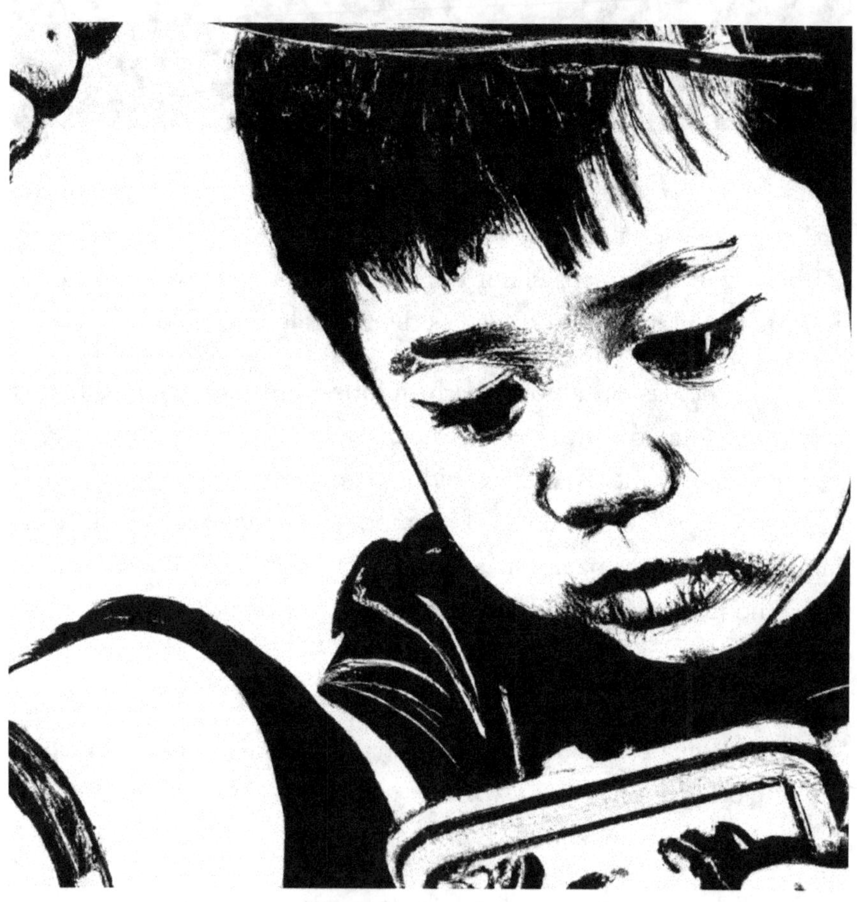

¿Y POR QUÉ ES ESTO ALGO NEGATIVO?

Podrías pensar que esto realmente no tiene importancia, y que incluso podría servir para paliar la obesidad, ya que si se toman como normal este tipo de cuerpos, mucha gente intentará adelgazar para conseguirlo…

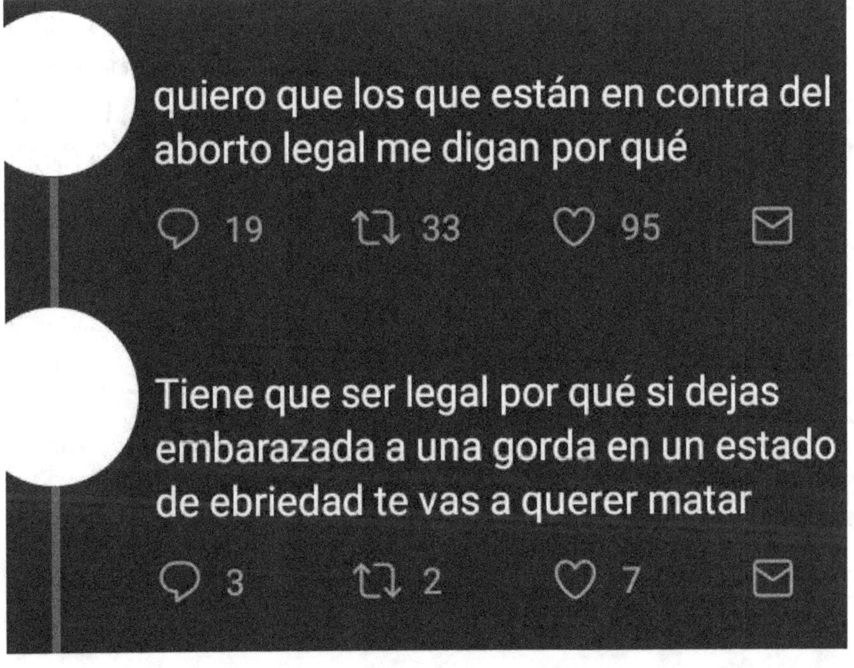

Pues no es cierto. Incluso si hay gente a la que le haya servido para conseguir la motivación suficiente para lograr el cambio, hay otro gran grupo de personas en las que el efecto que se consigue es el contrario. Aquí entran los problemas dentro de la salud mental, de los que se hablará más adelante.

Los estudios hablan de que aproximadamente un 10-15% de los jóvenes puede desarrollar algún problema debido a las RRSS (19). Además, se ha visto que su uso "inadecuado" está relacionado con el aumento de los casos de ansiedad, depresión y peor autoestima (20).

De esta manera, dándole un par de vueltas al asunto, nos damos cuenta de cómo no sólo no es beneficioso para la salud, sino que encima es contraproducente, ya que se consigue el efecto contrario.

LA PROSTITUCIÓN DEL *FITNESS*

También tiene parte de culpa en esto más concretamente el **sector de la Actividad Física y del Deporte y de la nutrición.**

Hoy en día, las únicas **titulaciones** que permiten ejercer de **entrenador personal** en España son el Grado Universitario de Ciencias de la Actividad Física y del Deporte y el Grado Superior de Técnico Superior de Actividad Física y Deporte. En lo referente a la nutrición, médicos, Graduados en Nutrición o Grado Superior de Técnico Superior de Dietética permiten planificar dietas.

Sin embargo, muchas veces nos encontramos en redes con profesionales de la salud con la profesión de **coach** que, sin tener ninguna de las cualificaciones anteriormente mencionadas, dan consejos sobre *fitness* y salud. No sólo consejos, sino que también hay quien gana dinero con esto.

Si además de esto, nos damos cuenta de la **precariedad laboral** que se vive en este sector, nos encontramos con que tanto profesionales (también los titulados) como empresas a menudo utilizan **estrategias de marketing** éticamente deplorables para conseguir llamar la atención de los **clientes**.

Seguramente hayas visto publicaciones similares a estas:

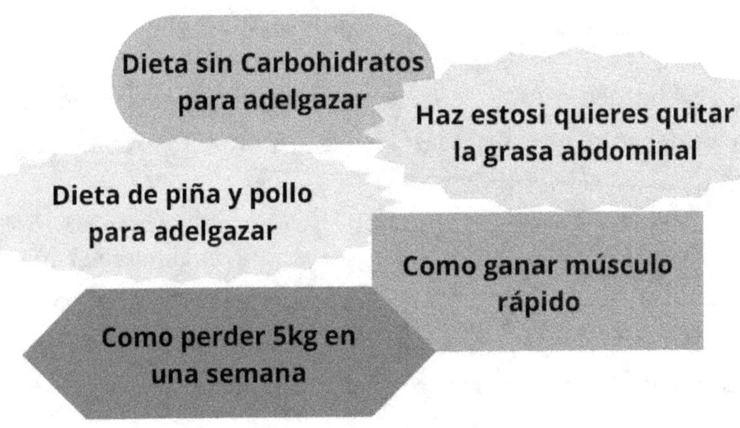

Estas estrategias, más allá de **no ser efectivas a largo plazo**, lo son a corto plazo. Esto se hace ya que si un cliente ve **resultados a corto plazo**, seguirá contratando los servicios de ese profesional.

Sin embargo, al no ser efectivas a largo plazo y ser **muy difíciles de mantener** en el tiempo, hacen que la gente acabe por abandonarlas, haciendo así que a menudo esa persona se sienta culpable y desarrolle algunos de los trastornos mencionados anteriormente.

SI ESTÁS GORDA/O, DEJA DE COMER

Es una típica frase que podrías escuchar, y realmente no es tan fácil como esto. Ya antes se ha mencionado el efecto que tienen algunas actitudes en que una persona **desarrolle** una **enfermedad o trastorno mental**, pues esto puede estar directamente relacionado a que una persona tenga **sobrepeso u obesidad**.

Se ha visto que aproximadamente el **14%** de los jóvenes de entre **10 y 19 años**, es decir, 1 de cada 7 jóvenes, podrían padecer algún problema relacionado con la **salud mental** (21).

Se ha demostrado, al mismo tiempo, que la **ansiedad o la depresión** hacen que sea más fácil ganar peso, así como llegar a niveles de tener obesidad (22).

La **ansiedad** es la reacción que tendría cualquier ser humano ante un peligro. Esta reacción nos **prepara para la lucha o huida,** segregando para ello algunas hormonas que nos permitirían escapar lo más rápido posible o hacer frente al enemigo.

Esto era **útil** antes, e incluso en algunos casos ahora, como por ejemplo ante una **pelea o para huir** de un depredador. Hoy en día, nos enfrentamos a peligros diferentes que nos pueden crear esta sensación, un examen, una entrevista de trabajo, compartir un Uber en el que el conductor quiera hacer un trayecto de 40 minutos en 30… cosas normales. Estas experiencias no son duraderas, sino que son más breves.

Ahora, si cambiamos estas experiencias, por ejemplo, por el miedo a no llegar a fin de mes, mes tras mes, u otros miedos como no estar integrado o integrada en un grupo, pueden llegar a tener esta **sensación durante meses o años**. Aquí podríamos empezar a llamar a esto **trastorno de ansiedad.**

Así, un **ambiente estresante**, una **experiencia traumática** o la **genética** son algunos de los factores que pueden hacer aparecer este trastorno (23).

En lo referente a la **depresión**, seguramente tú mismo/a te hayas sentido triste alguna vez. Pues si pensabas que esto era todo, no lo es; la depresión es mucho más compleja.

La **depresión clínica** es una enfermedad en la que la persona está en un estado de ánimo deprimido constante, en la que siente tristeza, irritabilidad o sensación de vacío. No se sabe muy bien cuáles son las causas, pero sí se ha visto que eventos traumáticos pueden favorecer su aparición.

Además, se ha visto que es mucho más común en familias con antecedentes de depresión, así que los factores genéticos también cobran importancia (24).

¿CÓMO INFLUYE ESTO EN EL DESARROLLO DE LA OBESIDAD?

Algunas de las razones para que esto se dé, serían el darse atracones debido a estados emocionales alterados (25), a lo que se le llama **trastorno por atracón**. Dentro de este trastorno los pacientes **comen mucha más comida que de lo normal** en un periodo de tiempo reducido. Durante este episodio, hay una **pérdida de control** que impide dejar de comer (26).

El uso de **antidepresivos** también puede provocar que se gane peso, debido al efecto que éstos tienen en la **calidad del sueño**, ya que se ha visto una clara relación entre dormir mal y comer mal (27). No sólo eso, sino que estar en un estado depresivo puede provocar **cambios** en el **apetito, aumentándolo** o disminuyéndolo (28).

LA ALIMENTACIÓN TAMBIÉN ES UN PROBLEMA

Vivimos en una sociedad en la que con los recursos suficientes, incluso una niña de 7 años puede conseguir cualquier tipo de comida, desde la más saludable a la menos saludable.

Si a esto le sumamos que a nivel de *marketing,* alimentos como cereales azucarados o distintos tipos de bollería industrial van dirigidos a los más jóvenes, normalizando así su consumo y convirtiéndolo en parte de su ocio, es fácil de entender el porqué de esta popularidad.

En un estudio realizado por la OCU en España, se vio que más de la mitad de los anuncios (59%) de las principales cadenas de televisión eran de alimentos poco saludables.

Analizando los anuncios que estaban dirigidos a los niños, el 89% de éstos eran sobre alimentos poco saludables (29).

Estos productos son dulces, uno de los sabores favoritos del ser humano y con una textura que engancha. No están hechos para hacer felices a los consumidores; más bien están hechos para ser adictivos y que se sigan consumiendo (30).

Aquí entra en juego el trabajo de la educación. El tipo de alimentos que consumen los niños y niñas desde que nacen influyen en su desarrollo del gusto. Incluso antes del nacimiento, los alimentos que consume la madre influyen también en su desarrollo. Este ejemplo es bastante claro con temas como el alcohol o el tabaco, pero no tanto con el azúcar y similares.

Desde los preparados de leche materna hasta los potitos de bebés, están en general preparados para "gustar". Si el bebé se acostumbra a su consumo sin comer otro tipo de alimento (ya que pueden empezar a comer sólidos a los 7-8 meses), será más difícil que coma otro tipo de alimentos a medida que crezca.

Así, vemos que la familia tiene una influencia clara en el desarrollo del sobrepeso en los niños, también a partir de los 2 años.

Esto ocurre ya que al igual que con la actividad física, los hábitos alimentarios se transmiten a los hijos. Es mucho más claro en el caso de la comida, ya que quienes la proporcionan son los padres.

Así, los cereales azucarados en el desayuno, la leche con chocolate y azúcar, galletas o los *snacks* del almuerzo, influyen en el desarrollo del gusto ya mencionado, y a que en el futuro no quieran optar por otro tipo de comida.

Es complicado que una persona que lleva toda su vida alimentándose a base de comidas de un alto contenido azucarado, vaya a cambiar su modo de alimentarse, ya que su cuerpo rechazará estos alimentos más "saludables"; así se lo indicará su sentido del gusto. Es por eso que desde bien pequeños habría que enseñar a los niños a comer todo tipo de alimentos.

LOS ULTRAPROCESADOS

Habrás escuchado hablar alguna vez de que el azúcar es malo, ya que éste engorda. Incluso puede que hayas escuchado que puede resultar adictivo. Pues bien, más que esto, es la mezcla de sustancias: en este caso, sal, azúcar y grasa sí que te pueden incitar a querer comer más y más (30).

El ejemplo más claro de esta clase de alimentos se encuentra en la bollería industrial que puedes encontrar en cualquier supermercado. Puedes comprobarlo tú mismo, yendo a un supermercado y fijándote en la etiqueta de atrás; verás que los números más altos se encontrarán en "grasas" y "azúcares".

Así, estos alimentos pueden llegar a crear dependencia, sobre todo si se abusa de ellos en épocas de desarrollo como la infancia o la adolescencia, facilitando así el desarrollo de la obesidad (31).

Además, en lo referente a la salud mental, se ha visto cómo el tener esta dependencia puede estar relacionado con el desarrollo de enfermedades como la depresión o trastornos como la ansiedad (32).

En resumen, una especie de círculo vicioso induce a una mala alimentación a nivel social, empezando por una mala cultura de alimentación, donde desde bien pequeños tienen normalizado el consumo de los ultraprocesados, los cuales se los proporcionan y aprenden de los padres.

Acostumbrarse a comer esto hace a su vez que su paladar rechace otra clase de comida, como verduras o fruta; por lo que no sólo comen comida "mala", sino que además no comen comida "sana".

LA MICROBIOTA

Últimamente ha cobrado importancia la microbiota. Ésta es un conjunto de billones de bacterias de más de 500 especies diferentes que viven en nuestro intestino y que, a diferencia de las bacterias que nos hacen estar enfermos, nos ayudan a estar saludables.

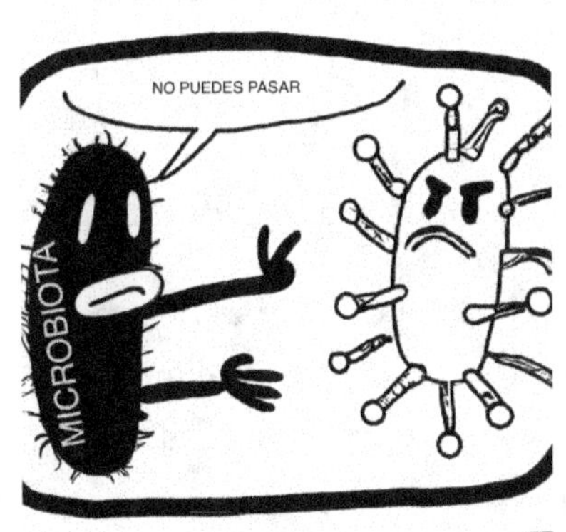

La microbiota ayuda a la digestión de algunos alimentos, proporcionándoles elementos como vitaminas y minerales. Además, nos protege a la hora de contraer enfermedades, ya que estas bacterias crean una capa de protección sobre el intestino, algo así como una armadura, y evita que las bacterias dañinas crucen esa pared (33).

Además, también influye en la salud mental, ya que se ha visto que tanto la flora intestinal como el cerebro están relacionados. Por ello, puede verse que personas con la microbiota intestinal alterada pueden desarrollar con más facilidad enfermedades o trastornos como la depresión o la ansiedad, además de ver su ingesta alterada, pudiendo llegar a comer más (34).

No sólo eso; ya que estamos hablando sobre la obesidad, se ha visto cómo los ratones que no tenían bacterias en el intestino engordaban más pese a comer lo mismo que sus iguales. De la misma manera, en humanos se ha visto que ingiriendo algunos tipos de bacterias, éstas ayudan en la reducción de grasa (35).

¿A QUIÉN LE PASA?

El que haya más o menos bacterias, o que mayormente haya unas especies antes que otras, depende de diferentes factores (36):

Si la persona ha nacido de cesárea o de manera natural (ya que esto hace que el bebé se impregne de las bacterias de la madre); si ha tomado leche materna (ya que aporta dichas bacterias), y los hábitos y estado de salud de la madre. La genética también tiene influencia en cómo se reparte esta flora.

Los antibióticos también influyen, ya que literalmente se ocupan de matar bacterias, por lo que sus números se ven reducidos.

Pero lo más importante es la clase de dieta que se lleve: comer mucha grasa reduce el número de bacterias, mientras que alimentos altos en fibra como fruta, verdura, legumbres o cereales integrales, las alimentan. Y es que estas bacterias no viven del aire, sino que se alimentan de lo que les aporta el huésped, y lo que prefieren y les ayuda a vivir es la fibra.

Además, los alimentos fermentados como el yogurt, el kefir o la kombucha, ayudan a aumentar el número de bacterias de nuestro intestino, ya que literalmente nos estaremos comiendo esas bacterias.

EN RESUMEN:

Así, si resumimos todo lo anterior, nos damos cuenta de que se puede trabajar sobre 3 pilares fundamentales.

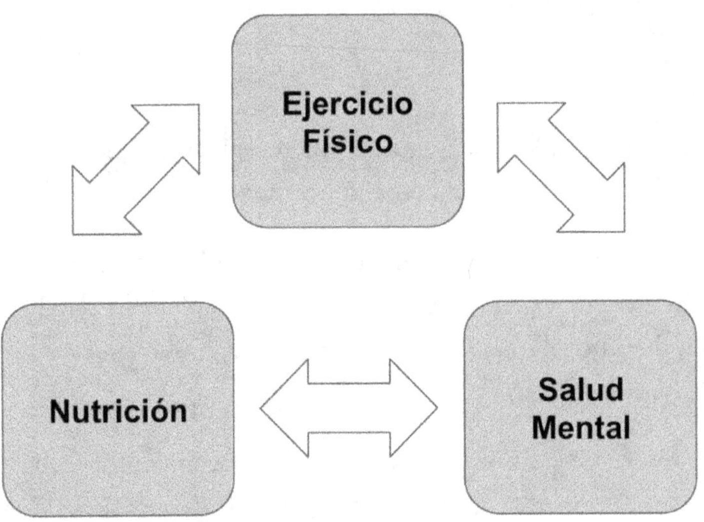

Es muy difícil separar los unos de los otros, ya que están estrechamente relacionados:

Una mala alimentación puede alterar la salud mental.

La salud mental alterada puede hacer que se coma peor.

Tener un estilo de vida sedentario puede alterar la salud mental.

La salud mental alterada puede hacer que se mueva menos.

Así que tratar las 3 partes debería ser igual de importante de cara al tratamiento y prevención de la obesidad.

¿QUÉ SE DEBERÍA HACER?

Si has llegado hasta aquí, te interesará saber qué es lo que se recomienda sobre todo lo dicho anteriormente.

En lo referente a la Actividad Física (AF), primero tenemos que definir lo que es: la AF son todos los movimientos que hace una persona durante el día, como andar, correr, agacharse… todo se engloba dentro de la AF.

Por otro lado, dentro de los comportamientos sedentarios entrarían estar sentados, tumbados… y todos sus derivados. Por ejemplo leer, salvo que camines mientras lees, entraría dentro de esta categoría, de la misma manera que ver la tele, estudiar…

Dicho esto, las recomendaciones son un mínimo de 60 minutos de actividad física aeróbica de intensidad **moderada - alta** diarios para niños y niñas de 5 a 17 años (37)

DE DÓNDE VIENE ESTO

Para entender lo de la intensidad, si alguna vez has echado un *esprint*, sabrás que éste cansa más que si fueras andando. Esto ocurre debido a que funcionamos igual que un coche.

A cuantas más revoluciones pongas el coche, más combustible gastará, es decir, a mayor exigencia, mayor consumo. Pues con nosotros ocurre lo mismo; digamos que, cuanto más le exijamos a nuestro cuerpo, más energía gastará. El que se gaste más o menos energía es lo que define que una actividad sea de baja, media, alta o muy alta intensidad.

Como curiosidad, recuerda cómo en la primera parte se habla del gasto energético diario. Para calcularlo, se tiene en cuenta la actividad física "media" realizada durante el día. Pues este sería un cálculo aproximado, y facilita mucho el cálculo que tendría que hacerse.

En realidad, para hacer un cálculo "más real", habría que tener en cuenta todas y cada una de las actividades que se realizan durante el día, calcular cuánta energía se gasta en cada una y luego sumarla.

Para hacer este cálculo, se utilizan los MET (*Metabolic Exchange of Task)*, para los que no sepan inglés (porque se enseña mal) significa, Intercambio Metabólico por Tarea. Es decir, la cantidad de oxígeno que exige el cuerpo para realizar una tarea.

Para ello, se tiene en cuenta la cantidad de oxígeno que se gasta para realizar X tarea, ya que el oxígeno es necesario para que el cuerpo obtenga energía.

A **más intensidad y duración de ejercicio**, mayor será el MET, y por ello la energía.

Una vez sabido este coeficiente, se utiliza la siguiente **fórmula** para calcular el gasto de energía de esa actividad.

Kcal = MET x 0,0175 x peso (kg) x tiempo (minutos)

En la siguiente tabla, podrás ver algunas actividades y el gasto equivalente de energía:

Actividad	Met
Dormir	1
Estar sentado viendo tv, estar con el	1,3
Estar sentado estudiando	1,3
Sentado comiendo	1,5
Caminar	3,5
Correr, intensidad media	8
Labores del hogar (cocinar, limpiar…)	3,3
Jugar a deportes de equipo (fútbol,	8

Por poner algunos **ejemplos**:

Imagínate el día de un estudiante de 15 años. 170cm y 68kg.

Éste duerme 8 horas, pasa 6 horas sentado en clase (restamos los descansos y pequeños paseos que pueda dar durante este periodo), luego otra hora de inglés como extraescolar en la que sigue sentado, y finalmente vuelve a casa. En su casa estudia y hace los deberes, a lo que dedica otras dos horas.

Camina un total de 1 hora al día (ir y venir al colegio y academia y paseos breves que da durante el día en las clases y su casa…). Usa otra hora comiendo, lo cual también hace sentado.

Finalmente, el tiempo restante lo pasa en el sofá escuchando música, RRSS, viendo series…

Recordemos que la **fórmula** es:

Kcal = MET x 0,0175 x peso (kg) x tiempo (minutos)

El peso del individuo son 70kg

Así, podemos resumir las actividades y el gasto de cada una de ellas:

Dormir, 8 horas (480 minutos)

Kcal = 1 x 0,0175 x 70 (kg) x 480'

Kcal = 588

Sentado viendo tv, smartphone… 5 horas (300 minutos)

Kcal = 1,3 x 0,0175 x 70 (kg) x 300'

Kcal = 477,75

Sentado estudiando, 9 horas (540 minutos)

Kcal = 1,3 x 0,0175 x 70 (kg) x 540'

Kcal= 859,95

Sentado comiendo, 1 hora (60 minutos

Kcal = 1,5 x 0,0175 x 70 (kg) x 60'

Kcal = 110,25

Caminar suave, 1 hora (60 minutos)

Kcal = 3,5 x 0,0175 x 70 (kg) x 60'

Kcal = 257,25

Sumamos todo, y nos da lo siguiente:

Gasto energético total = 2293,2 Kcal

Pongamos ahora que este mismo individuo, en vez de pasar 5 horas en el sofá, pasa dos de ellas jugando a baloncesto.

Sentado viendo tv, smartphone… 3 horas (180 minutos)

Kcal = 1,3 x 0,0175 x 70 (kg) x 180'

Kcal: 286,65

Jugando al Baloncesto, 2 horas (120 minutos)

Kcal = 8x 0,0175 x 70 (kg) x 120'

Kcal = 1176

Gasto Energético Total = 3278,1 Kcal

Éste es un ejemplo poco real, ya que dentro de esas dos horas, habrá periodos donde se mueva más tranquilo, e incluso que vaya a descansar.

Aun así, nos damos cuenta de la **diferencia** que hay en el gasto energético en un mismo individuo, pero con dos rutinas diferentes, habiendo gastado mucha más energía el día que ha practicado deporte.

VOLVEMOS A LAS INTENSIDADES

Así, volvemos al tema principal. Antes he mencionado cómo los jóvenes deberían practicar un mínimo de 60 minutos diarios de AF moderada-alta, siendo ésta la media semanal. Es decir, acumular 420 minutos semanales de ejercicio a lo largo de la semana.

MET   INTENSIDAD

ALTA

6

MODERADA

3

LIGERA

Una actividad **ligera** sería aquella en la que los METs sean <3.

Una **moderada** irá de 3 a 6

Y una **intensa** será >6

Que quede claro que **los beneficios de esta recomendación no vienen únicamente** por el gasto energético "extra" que supondría, sino que **trae otros beneficios** de la mano.

PERO... ¿QUÉ TIPO?

El **ejercicio aeróbico** no se refiere a que los niños hagan aeróbic, se refiere a ejercicios que se **mantengan** durante el **tiempo**. Es decir, metemos dentro de esta categoría ejercicios como correr, caminar o andar en bici.

Y ESTO NO ES TODO

Además, a estos 60' hay que sumarle el **ejercicio de fuerza**, el cual habría que practicarlo por 3 días a la semana. Esto no tiene por qué ser necesariamente ir al gimnasio o usar pesas (37).

Encontramos esta clase de ejercicios donde **menos los esperamos**, como por ejemplo en un sprint al máximo, un salto o incluso un lanzamiento.

Incluso si se quiere ir al gimnasio, se puede ir al gimnasio; todos esos mitos en los que se dice que las pesas son malas para los niños, como si un malvado virus saliese de la pesa, infectase al niño y automáticamente lo lesionara, no son ciertos.

Por supuesto que se pueden lesionar haciendo pesas, al igual que cualquier persona adulta. Una mala ejecución o demasiado peso podrían lesionar a cualquiera, por ello es importante una correcta supervisión.

Si todavía no te convence que los niños hagan pesas, pueden realizar ejercicios con su propio peso, sin un añadido. Pero con este ejemplo te voy a enseñar la ironía que hay detrás de esto.

Pongamos que tenemos dos niños, niñas, adolescentes… lo que prefieras, los llamaremos A y B. Éstos miden parecido, misma edad pero B pesa 5 kg más que A.

Si se les dice que hagan flexiones, un típico ejercicio para trabajar fuerza, B tendrá que hacer más fuerza que A, ya que pesa más. En cambio, si a A le ponemos una pesa de 5kg, ahora los dos estarán haciendo la misma fuerza.

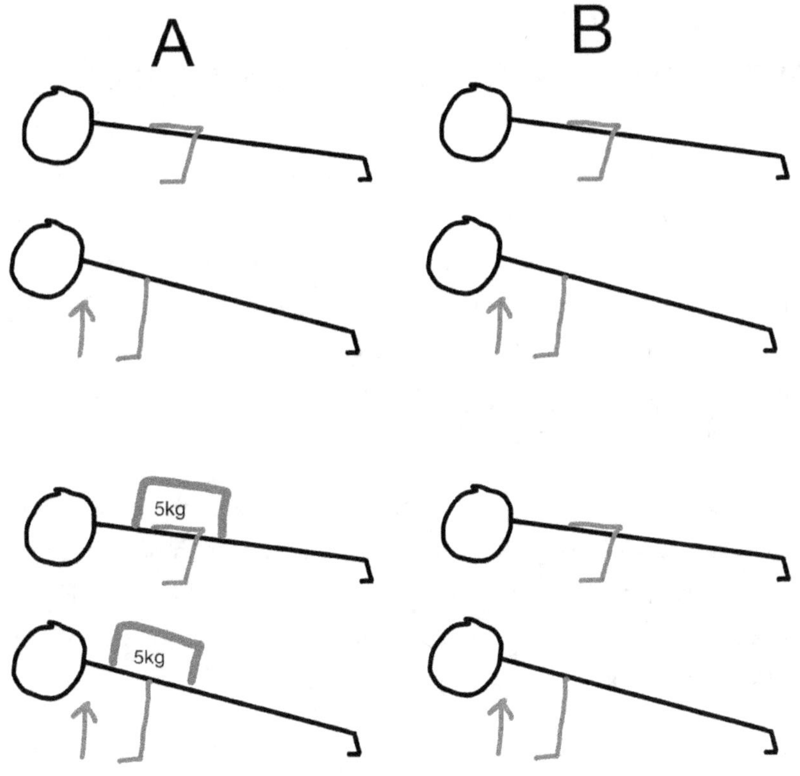

Esto ocurre ya que a los **músculos les da igual** que el **peso** venga de nuestro peso corporal o de una pesa, lo único que le importa es el peso total, ya que está relacionado con la **fuerza** que tiene que aplicar.

Así, viendo las características del tipo de ejercicio recomendado, nos damos cuenta de que, con que **jueguen a juegos no sedentarios** y mantengan un estilo de vida **activo** sería suficiente en el caso de los niños. En el caso de los adolescentes, es algo más complicado, ya que en muchos casos **pierde** la parte **lúdica** que sí que tiene en los niños. Encontrar una actividad o deporte que le **guste** puede ser de gran ayuda en estos casos.

¿QUÉ HACER PARA MEJORAR EN LA NUTRICIÓN?

Explicar el caso de la nutrición es fácil y difícil al mismo tiempo. Hay que entender que hacer dieta no es "comer poco", comer solo unos alimentos, o no comer, directamente. Una dieta debería cumplir una serie de condiciones: que sea saciante, que cumpla los requisitos de la persona, que sea del gusto de la persona y que sea variada, entre otras.

Es por eso que las dietas que suelen estar "de moda" no son eficaces a largo plazo, ya que son muy restrictivas, muchas veces se pasa hambre y no tienen en cuenta los gustos personales. Esto se debe en parte al desconocimiento de la población, ya que se tiende a restringir una serie de alimentos o a comer poco o nada en algunos casos.

Para que sea más visual, estas son la proporciones aproximadas de comida que tendría que tener un plato:

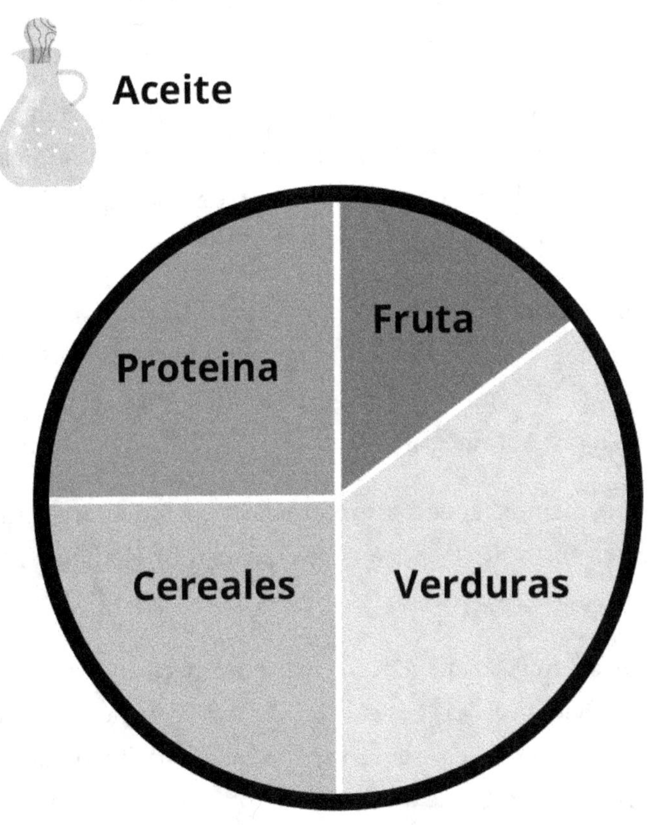

Así, es recomendable que un plato tenga en su mayoría **verduras**. Todas las que se te ocurran (quitando la patata, ya que su valor nutricional es más parecido a los cereales). Éstas aportan vitaminas, minerales y, sobre todo, son muy saciantes gracias a la fibra.

Se recomienda que su consumo sea **mínimo en dos comidas principales** (comida y cena). Un ejemplo de ración sería entre 150-200 gramos de lechuga, aproximadamente un tercio de una lechuga que puedes encontrar en un supermercado.

Por la misma razón se recomienda el consumo de **fruta**, unas 3 piezas al día.

Los **cereales** deberían ser en su mayoría **integrales**, esto es ya que las vitaminas y minerales se encuentran en mayor cantidad cuando el cereal es entero, y además, también hace que el plato sea más saciante gracias a la fibra.

Es importante no confundir los cereales con los cereales del desayuno, ya que no tienen nada que ver. Dentro de los cereales entran el **arroz, la avena y el trigo** entre otros, así que el pan y la pasta entrarían en esta categoría.

Se recomienda su **consumo en cada comida**. Un ejemplo de porción serían unos 60-80 g de arroz o pasta, por ejemplo. También el pan es una alternativa adecuada.

La **proteína** se encuentra en los **animales**: cerdo, ternera, pollo y no olvidemos el pescado. También se encuentra en las **legumbres** o la **leche**, y se recomendaría aproximadamente una ración por comida; un filete, un huevo, un plato de legumbres…

Cabe mencionar que dentro de este grupo más del 30% de la población infantil no consume alimentos como pescado o legumbres.

En cuanto al **aceite**, se recomiendan las variedades más saludables como la de oliva, de 3 a 6 cucharadas soperas serían suficientes.

En el tema de **embutidos, bollería industrial y productos azucarados** en general, se recomienda que su **consumo** sea **ocasional**. Ocasional, y no que se prohíba. Esto es importante, ya que normalmente se diferencian dos grandes grupos aquí: los que creen que no pasa nada por comer esto cada día y los que creen que van a engordar 2 kilos por comer una palmera de chocolate.

Pues en realidad no es ni lo uno ni lo otro, pero sí que es importante su control como veremos más adelante.

DE CARA AL TRATAMIENTO

Hay que tener en cuenta que, tal y como hemos visto antes, para que haya una pérdida de peso tienen que haberse gastado más calorías de las que se han consumido. Entonces pensarás que hay que comer poco… pues no es así.

Realmente una dieta con mucha verdura, fruta, cereales integrales y alguna carne, es muy saciante, por lo que no pasas hambre.

El problema viene cuando se habla de dietas, que comemos cosas como:

- Ensalada con pollo: En la que la comida se basa en tres hojas de lechuga, medio tomate y una pechuga de pollo y de postre un yogurt.

Puede que al principio la mantengas, pero lo normal es que no vayas a mantener esta dieta por mucho tiempo, ya que es muy restrictiva y seguramente no te sacie, además de no ser demasiado saludable, ya que carece de algunos nutrientes.

Cabe mencionar que, si comes muy pocas calorías durante un periodo de tiempo, seguramente llegues a un punto en que el cuerpo te pida comida "guarra" como bollería industrial u otros preparados, altos en azúcar y grasa (38).

Por eso, una de las cosas más importantes a la hora de preparar la comida, es que sea saciante. Y sí, una comida puede ser saciante llevando comida "saludable". Simplemente hay que buscar la manera de adaptarla a tus gustos.

LA COMIDA "GUARRA"

En lo referente a la comida que se identifica comúnmente como no saludable, hay que explicar por qué no se recomienda que su consumo sea diario.

Esto ocurre debido a que las calorías que aportan estas comidas, son muy altas y a su vez son muy poco saciantes y nutritivas, lo que significa que tienen pocas vitaminas y minerales, además de mucho azúcar y grasa.

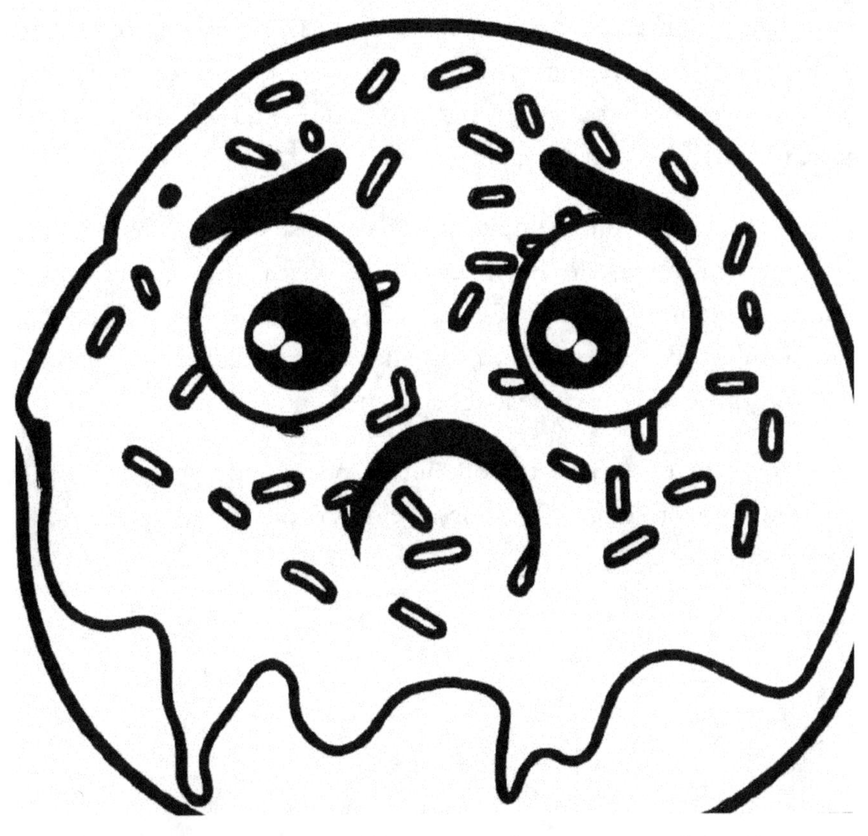

Algo similar ocurre con algunos tipos de elaboraciones, como por ejemplo los fritos, ya que aumentan mucho en número de calorías debido a la grasa absorbida durante la preparación.

Siendo esto así, podemos ver por qué su consumo habitual se relaciona muchas veces con la obesidad, ya que es fácil ingerir más calorías de las que gastas comiendo esta clase de alimentos.

Además, tenemos que añadirle que estos alimentos muchas veces resultan adictivos (39), por lo que es más difícil comer una porción pequeña, muchas veces pudiendo llegar a comer un paquete entero.

Esto no significa que estén prohibidos, ni mucho menos. No vas a ganar 2 kilos por comerte una palmera de chocolate, sobre todo si no lo haces de manera habitual. Tenemos que entender lo que comemos desde una perspectiva global, ya que el que se gane o pierda peso, no se da de un día para otro.

Pongamos un ejemplo práctico. 3 sujetos diferentes que tienen un mismo gasto energético de 2200kcal. Los 3 individuos comen lo mismo, llegando a 2000kcal. A esto, tenemos que añadirle que el sujeto B merienda una napolitana de chocolate los viernes, mientras que el C lo hace de lunes a viernes.

Si tenemos en cuenta que una napolitana de chocolate tiene aproximadamente unas 400 calorías, el gasto diario nos queda de la siguiente manera.

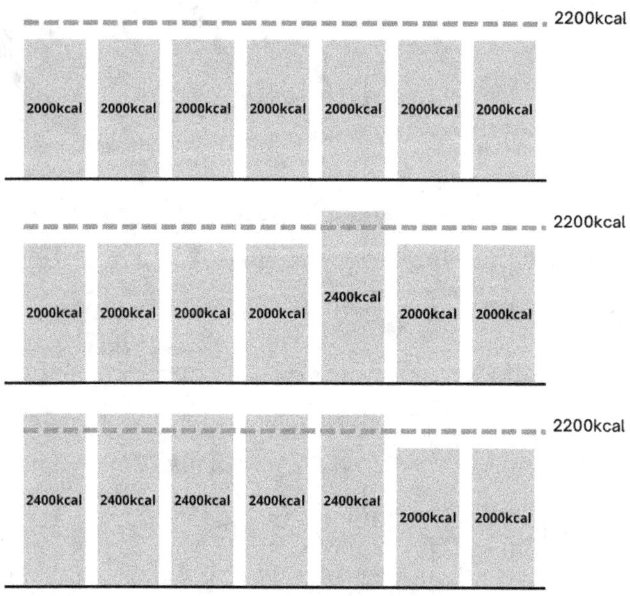

Si tenemos en cuenta la media semanal, veremos que el sujeto C es el único que ha ingerido más calorías que las que ha gastado.

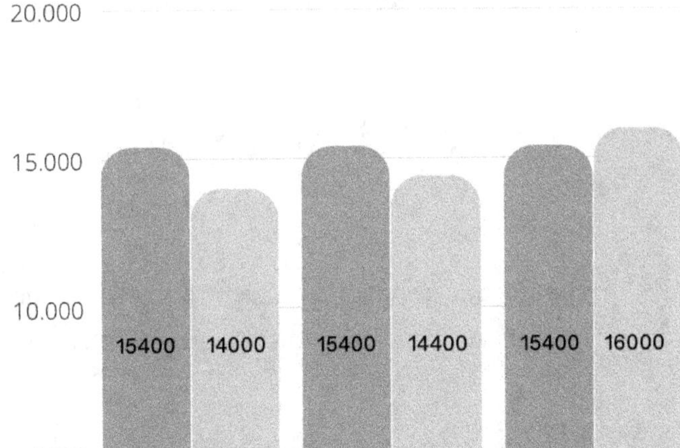

Podemos variar mucho este problema, aumentando el gasto energético de alguno o cambiando el alimento, por ejemplo, por un paquete de galletas, esas negras con relleno blanco tan conocidas, que pueden llegar a estar en cualquier casa.

También si esta es una semana normal, o algo que has hecho de manera puntual. Como verás, todo depende del contexto. Así que si de vez en cuando tienes ganas de comer alguna cosa así, puedes hacerlo sin problema, siempre entendiendo lo que estás haciendo.

Para finalizar esta parte, comer saludable no es comer poco, ni saltarse comidas, ni comer solo verduras. Hay que educar a los niños y niñas a comer de todo, desde verduras hasta pescado, siempre hay alternativas si se resisten a un tipo de comida. Simplemente hay que probar y llegar a los platos que le gusten, sean saludables, saciantes y que los mantengan durante mucho tiempo.

QUÉ HACER PARA MEJORAR LA SALUD MENTAL

Teniendo en cuenta que este libro se centra en la obesidad infantil, las medidas a tomar se centrarán únicamente en el contexto de éstos.

Así, gana mucha importancia la prevención de estas enfermedades y en todo caso, la detección precoz, ya que hace que evolucione mejor.

Un seguimiento a nivel comunitario y familiar y favorecer que el desarrollo de éstos sea positivo tanto a nivel afectivo o social puede ayudar en la prevención.

La educación también es importante en esta etapa del desarrollo, tanto por parte del profesorado como de la familia para el desarrollo de hábitos saludables, así como referentes para una correcta socialización, tanto virtual como presencial.

En esto no sólo entra la prevención para las posibles víctimas, sino también el trabajo con toda la comunidad para evitar posibles *bullies* o matones.

Además, sin restar importancia a lo anterior, los hábitos saludables mencionados anteriormente pueden ayudar a mejorar los síntomas, así como a prevenir la aparición de estas enfermedades.

En cualquier caso, siempre es aconsejable la ayuda de un profesional en cualquiera de los puntos anteriormente mencionados.

CAPÍTULO 3

PROBLEMAS

EL SÍNDROME METABÓLICO

Dentro del **síndrome metabólico**, entran una serie de afecciones que pueden llegar a desarrollar enfermedades como la **Diabetes tipo 2,** cardiopatía coronaria o accidente cerebrovascular (40). Algunas de las afecciones más importantes son la insensibilidad a la glucosa o la dislipidemia.

Bueno… vamos a explicar esto un poco más.

La insulina es una **hormona** que produce nuestro cuerpo mediante el **páncreas** para ayudar a la glucosa a entrar en la célula. Es algo así como una **llave** que abre la puerta de la célula, y deja **entrar a la glucosa.**

Ésta se **segrega** cuando nota que hay **mucha glucosa** en sangre, y deja de segregarse cuando llega a los niveles adecuados.

En el síndrome metabólico, esta llave **no funciona** muy bien, por lo que las células que segregan insulina están obligadas a echar más y más insulina cada vez, lo que hace que al final éstas se estropeen y produzcan menos insulina. Pero… ¿Por qué ocurre esto?

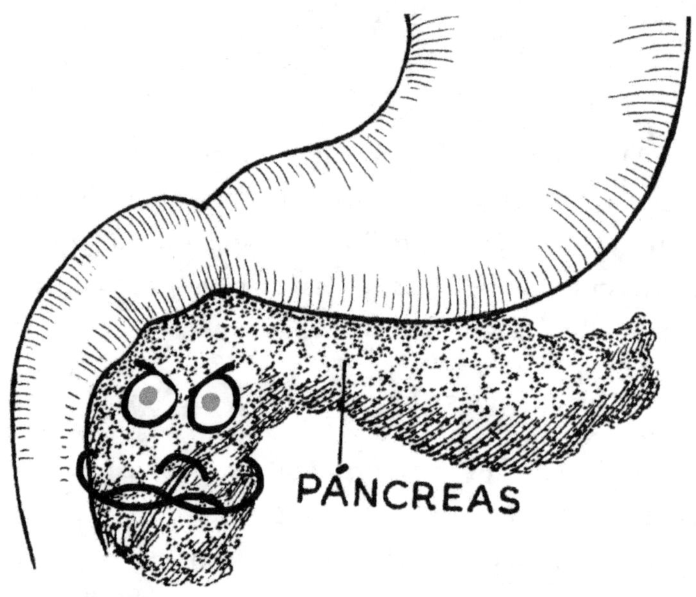

Las causas no están del todo claras, entran en juego una serie de factores como la inflamación.

Aunque no lo sepas, el **tejido adiposo** (la grasa de tu cuerpo) segrega una serie de **elementos proinflamatorios** (llamadas citoquinas proinflamatorias), es decir, que favorecen la inflamación. Esta inflamación hace que la llave funcione peor, y por ello es necesario que se segregue más insulina. Esto ocurre cuando los niveles de grasa son altos, claro (41).

Por otro lado, el **sedentarismo** también es un factor clave. Como se mencionó en el primer capítulo, la glucosa que guardamos en forma de **glucógeno en el músculo** nos permite realizar **ejercicio.** Cuanto más intenso, más usaremos.

Recordemos que esta es una forma de reserva energética, pero es limitada, ya que como mucho podemos guardar cerca de **2.000 kilocalorías,** algo más de 500 gramos.

Entonces… ¿Qué pasa **si no lo usamos?** Pues que **no entra más**. El espacio es limitado, por lo que cuando se llena, se llena y no entra más (42).

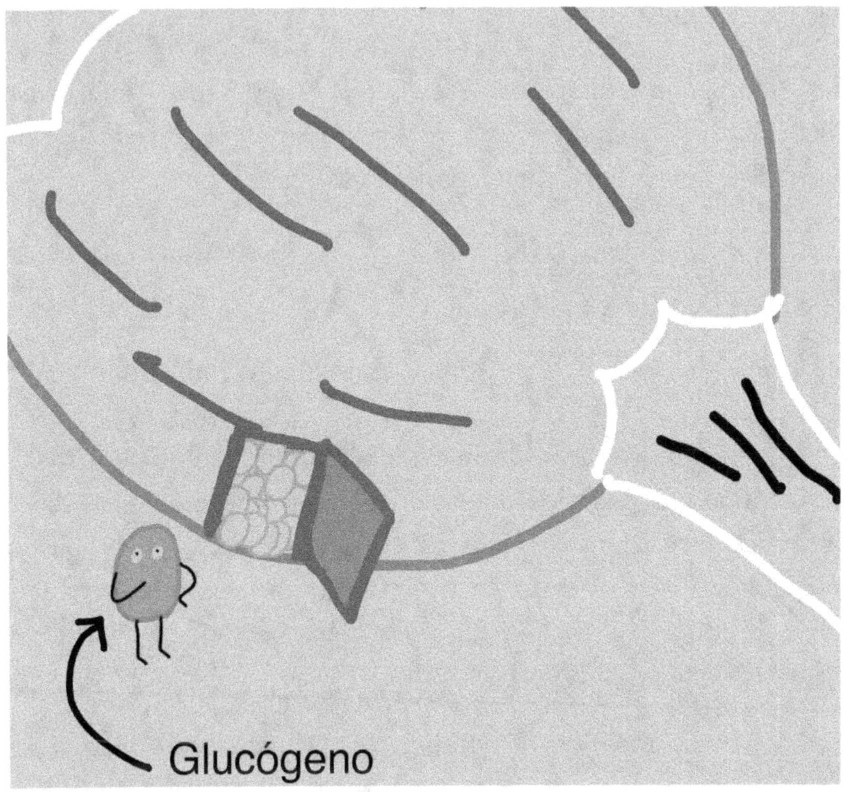

Entonces, si comemos constantemente alimentos con mucha glucosa, y no la gastamos, esta glucosa se quedará en la sangre, esperando a poder entrar. A todo esto, se seguirá segregando insulina para que baje el nivel de glucosa, lo cual no pasará, ya que no hay sitio para entrar.

Si alguna vez has escuchado hablar de la **diabetes**, está relacionada directamente con la resistencia a la insulina, pues es la etapa anterior al desarrollo de ésta, por lo que la obesidad infantil también puede llevar a la diabetes. En este caso, **Diabetes tipo 2.**

La Diabetes tipo 2 ocurre cuando el páncreas no produce suficiente insulina para hacer pasar la glucosa a la célula. Esta enfermedad puede traer graves complicaciones a largo plazo si no se trata.

Algunos ejemplos pueden ser mayor riesgo de infarto (se verá más adelante), problemas en los riñones, mayor probabilidad de desarrollar cáncer y problemas sexuales (43).

VOLVEMOS A LAS GRASAS

Antes ya se ha mencionado dentro del **Síndrome metabólico** a la **dislipidemia**, aquí entramos a hablar del colesterol bueno y malo y alguna cosa más. En esta afección, el colesterol bueno (*High Density Lipoprotein*) se encuentra en cantidades bajas, mientras que el malo (*Low Density Lipoprotein)* está algo elevado (HDL y LDL respectivamente para los más científicos).

Para simplificar, el HDL y el LDL son proteínas que se ocupan del transporte del colesterol y triglicéridos. El LDL los lleva de la sangre a la célula, mientras que el HDL los lleva al hígado, donde lo elimina o usa para otras funciones.

En el contexto adecuado, todo fluye sin ningún problema, pero cuando no, la cosa se complica.

Así, con la resistencia a la insulina del Síndrome metabólico, nos encontramos que el LDL (el malo), está aumentado. Debido a temas en los que no voy a entrar, esta molécula es más pequeña de lo normal. Vamos, que es todavía más mala.

La cosa es que cuando muchas de estas proteínas circulan por la sangre, es peligroso, ya que tienen el tamaño suficiente para entrar en las paredes de las arterias.

Ahí se acumulan, y a medida que pasa el tiempo, gracias (o por culpa) del sistema inmune, ahí donde había mucho LDL, se crea una **placa de ateroma**, algo así como una postilla que te sale después de hacerte una herida.

Esto es peligroso por dos motivos: si se acumula mucha de esta postilla, al final se crea un tapón. Por otro lado, si se despega esta postilla, puede llegar a un punto en el que las arterias sean muy pequeñas, y ahí sí, puede causar un tapón.

¿ESTO ES MALO?

Pues esto es un problema, ya que en el momento en el que no circula sangre, no llega oxígeno y ahí es donde ocurren los infartos.

El tipo de infarto será diferente dependiendo de dónde se de este tapón. Por ejemplo, si se da en el cerebro, se daría lo llamado ictus. También puede ocurrir en el corazón, riñones… depende de dónde se haya creado el tapón.

NO SÓLO ESO

Y es que ocurre otra cosa más aparte, ya que, debido a la resistencia a la insulina, aumentan los Ácidos Grasos Libres en circulación (el equivalente de la glucosa para la grasa). Ya que esto no se puede permitir, estos van al hígado.

Normalmente, el hígado los expulsará para cumplir su función, pero no estamos en una situación normal, por lo que esta grasa se acumula en el hígado pudiendo llegar a causar **enfermedad del hígado no alcohólico** (44).

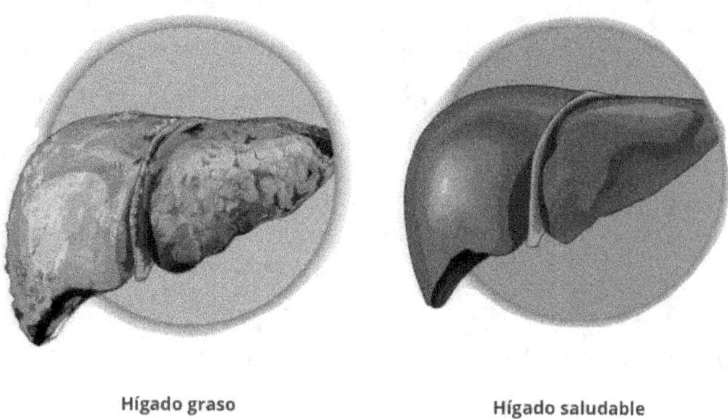

En este estado, el hígado está inflamado, pudiendo producir daño en el órgano. **Si no se trata**, esto puede llevarnos a enfermedades más graves como cáncer o cirrosis.

TODAVÍA HAY MÁS RESPECTO A LA OBESIDAD

Debido a la obesidad, se puede ver alterada la calidad de vida del niño, ya que hay algunas complicaciones, como pueden ser el **asma**, que hace que le cueste más respirar al niño (45).

También puede haber problemas a nivel del **desarrollo musculoesquelético**:

El desarrollo de **Genu Varo o Valgo**, o para ponerlo sencillo, tener las rodillas arqueadas o para dentro. Aunque parezca que no, esto puede traer una serie de **complicaciones a largo plazo** a nivel de articulación de cadera, e incluso rodilla, pudiendo llevar a que caminar sea doloroso (46).

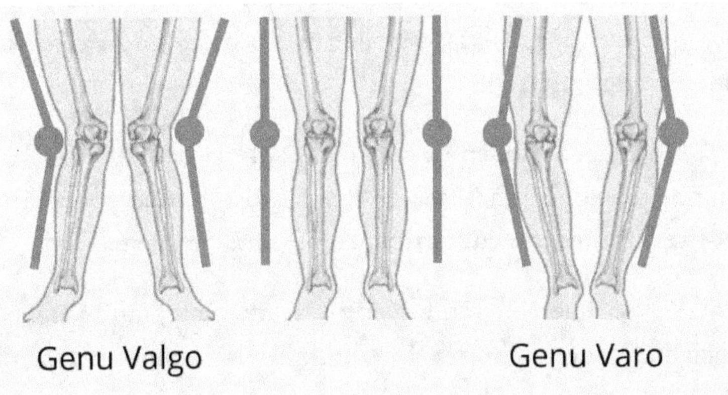

Esto ocurre debido a que las **cargas no están correctamente repartidas**, y se carga más el lado interno (Genu Varo), o externo (Genu Valgo), así desgastando más y más ese lado, hasta que produzca dolor.

No sólo eso, debido a las **alteraciones hormonales** que se sufren en la obesidad, los **huesos** son más **débiles**. Hay que decir además, que los huesos endurecen con ejercicios donde haya impacto, es decir, saltos, sprints… por lo que si además le añadimos que no hace este tipo de ejercicios, el riesgo de producir una **fractura de hueso** aumenta bastante. Aunque hay que decir, que esto se da más si el niño o niña es sedentario, ya que si realiza ejercicio, sus huesos no tendrían ese riesgo (47).

TAMBIÉN DORMIR MAL

Y es que se ha visto cómo en niños con obesidad también puede darse la **Apnea obstructiva del sueño**. Aquí, durante el sueño, los músculos de la lengua se relajan más de lo debido, lo que provoca que bloquee las vías respiratorias, así dejando de respirar y teniendo que despertar (48).

No tener un buen descanso durante la noche, provoca que estos niños tengan somnolencia durante el día, lo que puede llevar a **un peor rendimiento académico,** entre otros problemas.

Y es que el rendimiento académico también se ve influenciado, y no sólo por la somnolencia. Como se ha dicho anteriormente, padecer obesidad hace más propenso el desarrollo de enfermedades como asma o diabetes.

Se ha visto que en general, las personas con sobrepeso u obesidad que padecen estas patologías **faltan más a las clases**. Pese a no ser una causa directa, ya que no siempre que se tiene obesidad se tiene una de estas enfermedades. Pero sí que es un factor de riesgo.

Y AL SOP HEMOS LLEGADO

El SOP o **síndrome del ovario poliquístico**, son una serie de afecciones que afectan a las personas con vulva. Es un síndrome en el que la persona sufre una serie de alteraciones hormonales debido a la alta cantidad de grasa en su cuerpo. Estas alteraciones producen menstruaciones irregulares, problemas de fertilidad, pérdida de cabello y enfermedades como la depresión entre otras cosas (49).

No sólo esto, también se ha visto que estando por encima de un peso saludable, también aumenta el riesgo de tener **dismenorrea**. Aunque curiosamente eso también se da estando por debajo del peso saludable. De la misma manera, también aumenta el riesgo de tener **síndrome premenstrual** (50).

Explicándolo brevemente, la dismenorrea es el dolor durante la menstruación. Mientras que el síndrome premenstrual, engloba otra serie de afecciones como dolores, afecciones emocionales e hinchazón.

NO OLVIDEMOS LAS ENFERMEDADES MENTALES

Y es que tal y como se ha dicho en el capítulo anterior, las enfermedades y trastornos mentales como la depresión o la ansiedad están muy presentes en la obesidad. Antes se ha hablado de la sociedad como un factor determinante en su desarrollo, ya que muchos niños y niñas son **dejados de lado,** o los niños no quieren tratar con él, únicamente por su físico.

Pero esto no es todo, ya que también la dieta y el consumo de ultraprocesados con alto contenido de grasa y azúcar pueden provocar alteraciones.

Y para finalizar, hay que decir también que tener una alta cantidad de grasa, como en el caso de la obesidad, segrega una serie de elementos inflamatorios (las citoquinas que ya he mencionado antes) que se ha visto que pueden llegar a provocar depresión (51).

PARA ACABAR

Todos los problemas anteriores, seguirán en la persona de no ponerle solución a la enfermedad. Aunque es cierto que buena parte de ellas se solucionan si se llega a un peso saludable, hay una serie de complicaciones que podrían persistir; sobre todo si no se tratan.

Además, se ha visto que en la mayoría de los casos, los niños que padecen obesidad de niños, también lo harán siendo adultos. Por lo que el riesgo de desarrollar las enfermedades sigue, así como el riesgo de morir por cualquier causa grave (52).

EN RESUMEN

Así, se ha hecho un resumen sobre algunas de las afecciones que puede sufrir un niño o niña que padezca obesidad. Algunas de estas, como la diabetes, son enfermedades para toda la vida; otras, en cambio, pueden provocar que en un futuro ocurra algún problema, como la placa de ateroma.

Lo que ocurre es que normalmente, los niños que tienen sobrepeso u obesidad, tienen tendencia a seguir padeciéndolo en la adultez, lo cual aumenta los riesgos de tener complicaciones por las enfermedades ya mencionadas, así como otras como el **cáncer.**

LA NORMALIZACIÓN DE LA OBESIDAD

La razón de escribir este libro, era simplemente advertir y crear conciencia de los riesgos que puede traer a nivel de salud el mero hecho de estar por encima de un peso saludable, ya que desde mi punto de vista, muchas veces se infravalora el peligro que puede traer.

Si esto lo extrapolamos a un entorno infantil, donde muchas veces los niños no tienen tanta libertad para elegir el estilo de vida que quieren llevar, tanto de manera consciente como inconsciente, me parece de suma importancia que se eduque sobre el tema.

De esta manera, me parece que la normalización de todo tipo de cuerpos es indispensable, ya que esto puede mejorar el bienestar emocional y psicológico de todas las personas, lo que repercutirá en el desarrollo o tratamiento de la enfermedad.

Ya que, tal y como lo he expuesto antes, la ansiedad es muchas veces un precursor de la enfermedad. Así que marginar realmente no es una estrategia muy inteligente si lo que se quiere es tratar la enfermedad. Se está aislando a una persona simplemente por tener una enfermedad.

De la misma manera que no dirías a una persona con cáncer que debería tomar quimioterapia, no se debería ir diciendo a la gente ni por RRSS ni por ningún lado, lo que debería hacer. Ni mucho menos dejar de lado a una persona (como puede pasar en los niños) simplemente por el cuerpo que tiene.

Hay gente que fuma, que bebe y que se droga. No es bueno para la salud, puede que lo sepan, puede que no. No lo sabes. No sabes si es una persona que ha tomado la decisión de tomar estas sustancias tras reflexionar o no. No sabes qué hay o ha habido en su vida para llegar a ese punto.

Lo mismo ocurre con la obesidad, aunque se crea que se está haciendo el bien, lo más seguro es que no. No sabes lo que hay en su vida, si ha decidido o no tener ese cuerpo, si le da igual o si ha intentado adelgazar y no lo ha conseguido. Lo más seguro es que hagas más mal que bien.

Por eso escribo este libro, para educar, para saber lo que hay y lo que pueda haber. Tener obesidad no es sinónimo de salud, pero cada uno tiene su vida, sus preocupaciones, y cada uno puede decidir qué clase de cuerpo y vida quiere tener.

REFERENCIAS BIBLIOGRÁFICAS

(1) WHO. Enfermedades no transmisibles. Organización mundial de la salud. 2022. https://www.who.int/es/news-room/fact-sheets/detail/noncommunicable-diseases

(2) WHO. BMI-for-age (5-19 years). Organización mundial de la salud. 2022. https://www.who.int/tools/growth-reference-data-for-5to19-years/indicators/bmi-for-age

(3) Burrows, T., et al. "Food addiction and associations with mental health symptoms: A systematic review with meta-analysis." Journal of Human Nutrition and Dietetics 31.4. 2018: 544-572.

(4) Asadi A, Shadab Mehr N, Mohamadi MH, Shokri F, Heidary M, Sadeghifard N, Khoshnood S. Obesity and gut-microbiota-brain axis: A narrative review. J Clin Lab Anal. 2022 May;36(5):e24420. doi: 10.1002/jcla.24420. Epub 2022 Apr 14. PMID: 35421277; PMCID: PMC9102524.

(5) Mahmood L, Flores-Barrantes P, Moreno LA, Manios Y, Gonzalez-Gil EM. The Influence of Parental Dietary Behaviors and Practices on Children's Eating Habits. Nutrients. 2021 Mar 30;13(4):1138. doi: 10.3390/nu13041138. PMID: 33808337; PMCID: PMC8067332.

(6) Utter J, Scragg R, Mhurchu CN, Schaaf D. At-home breakfast consumption among New Zealand children: associations with body mass index and related nutrition behaviors. J Am Diet Assoc. 2007 Apr;107(4):570-6. doi: 10.1016/j.jada.2007.01.010. PMID: 17383261.

(7) Scaglioni S, Arrizza C, Vecchi F, Tedeschi S. Determinants of children's eating behavior. Am J Clin Nutr. 2011 Dec;94(6 Suppl):2006S-2011S. doi: 10.3945/ajcn.110.001685. Epub 2011 Nov 16. PMID: 22089441.

(8) Franco Hidalgo-Chacon, Juan Pedro, Íñigo Rodríguez Arteche, and María Mercedes Martínez Aznar. "¿ Qué hacen los estudiantes de educación primaria españoles fuera del horario académico?: actividades extraescolares." Revista complutense de educación" 2022.

(9) Dyment JE, Bell AC. Grounds for movement: green school grounds as sites for promoting physical activity. Health Educ Res. 2008;23:952-962.

(10) Bento G, Dias G. The importance of outdoor play for young children's healthy development. Porto Biomed J. 2017 Sep-Oct;2(5):157-160. doi: 10.1016/j.pbj.2017.03.003. Epub 2017 Apr 6. PMID: 32258612; PMCID: PMC6806863.

(11) Alonso, Rafael Feito. "Los deberes escolares. Un análisis sistematizado con especial referencia al caso español." Contextos Educativos. Revista de Educación 25. 2020: 163-182.

(12) AACAP. Screen Time and Children. The American Academy of Child and Adolescent Psychiatry. 2020. https://www.aacap.org/AACAP/Families_and_Youth/Facts_for_Families/FFF-Guide/Children-And-Watching-TV-054.aspx

(13) IAB Spain. Estudio Redes Sociales 2022. IAB Spain. 2022. https://iabspain.es/estudio/estudio-de-redes-sociales-2022/

(14) AEVI. "La industria del videojuego en España en 2021." Online en http://www. aevi. org. es/web/wpcontent/uploads/2021/04/AEVI_Anuario_2020. pdf Fecha de consulta 29.06.2021.

(15) Guthold R, Stevens GA, Riley LM, et al.. Global trends in insufficient physical activity among adolescents: a pooled analysis of 298 population-based surveys with 1·6 million participants. Lancet Child Adolesc Health 2020;4:23–35. 10.1016/S2352-4642(19)30323-2

(16) Vámosi M, Heitmann BL, Kyvik KO. The relation between an adverse psychological and social environment in childhood and the development of adult obesity: a systematic literature review. Obes Rev. 2010 Mar;11(3):177-84. doi: 10.1111/j.1467-789X.2009.00645.x. Epub 2009 Jul 30. PMID: 19656308.

(17) WARRENDER, D. and MILNE, R. Social media, social comparison and mental health. Nursing times [online], 2020, 116(3), pages 58-61. Available from: ://www.nursingtimes.net/digital-edition/nursing-times-march-2020/.

(18) Royal Society for Public Health. Status of Mind: Social Media and Young People's Mental Health and Wellbeing. 2017.

(19) Valkenburg, P. M., Meier, A., & Beyens, I.. Social media use and its impact on adolescent mental health: An umbrella review of the evidence. Current opinion in psychology 2022; 44, 58-68.

(20) Popat A, Tarrant C. Exploring adolescents' perspectives on social media and mental health and well-being – A qualitative literature review. Clinical Child Psychology and Psychiatry. 2022;0(0). doi:10.1177/13591045221092884

(21) WHO. Adolescent mental health. Organización mundial de la salud. 2021. https://www.who.int/news-room/fact-sheets/detail/adolescent-mental-health

(22) Staiano AE, Marker AM, Martin CK, Katzmarzyk PT. Physical activity, mental health, and weight gain in a longitudinal observational cohort of nonobese young adults. Obesity (Silver Spring). 2016 Sep;24(9):1969-75. doi: 10.1002/oby.21567. Epub 2016 Jul 28. PMID: 27465398; PMCID: PMC5308059.

(23) NIH. Trastorno de ansiedad generalizada: Cuando no se puede controlar la preocupación. 2022. https://www.nimh.nih.gov/health/publications/espanol/trastorno-de-ansiedad-generalizada-cuando-no-se-pueden-controlar-las-preocupaciones-new

(24) NIH. Depresión. 2022. https://www.nimh.nih.gov/health/publications/espanol/depresion-sp

(25) Hays NP, Roberts SB. Aspects of eating behaviors "disinhibition" and "restraint" are related to weight gain and BMI in women. Obesity. 2008;16:52–58.

(26) Errandonea, U. Isabel. Obesidad y trastornos de alimentación. Revista Médica Clínica Las Condes 23.2.2012: 165-171.

(27) Faith MS, Butryn M, Wadden TA, Fabricatore A, Nguyen AM, Heymsfield SB. Evidence for prospective associations among depression and obesity in population-based studies. Obes Rev. 2011;12:e438–e453.

(28) Alonso, Rodrigo, and Cristina Olivos. La relación entre la obesidad y estados depresivos. Revista médica clínica las condes 31.2.2020: 130-138.

(29) OCU. Alimentos para niños: demasiada publicidad insana. OCU. 2022. https://www.ocu.org/alimentacion/comer-bien/noticias/anuncios-tv-insanos

(30) Hauck C, Cook B, Ellrott T. Food addiction, eating addiction and eating disorders. Proceedings of the Nutrition Society. Cambridge University Press; 2020;79(1):103–12.

(31) Morin, Jean-Pascal, et al. Palatable hyper-caloric foods impact on neuronal plasticity. Frontiers in Behavioral Neuroscience 11. 2017: 19.

(32) Lane MM, Gamage E, Travica N, Dissanayaka T, Ashtree DN, Gauci S, Lotfaliany M, O'Neil A, Jacka FN, Marx W. Ultra-Processed Food Consumption and Mental Health: A Systematic Review and Meta-Analysis of Observational Studies. Nutrients. 2022 Jun 21;14(13):2568. doi: 10.3390/nu14132568. PMID: 35807749; PMCID: PMC9268228.

(33) Guarner F.. Papel de la flora intestinal en la salud y en la enfermedad. Nutr. Hosp. [Internet]. 2007 Mayo [citado 2022 Nov 17] ; 22(Suppl 2): 14-19. Disponible en: http://scielo.isciii.es/scielo.php?script=sci_arttext&pid=S0212-16112007000500003&lng=es.

(34) Asadi A, Shadab Mehr N, Mohamadi MH, Shokri F, Heidary M, Sadeghifard N, Khoshnood S. Obesity and gut-microbiota-brain axis: A narrative review. J Clin Lab Anal. 2022 May;36(5):e24420. doi: 10.1002/jcla.24420. Epub 2022 Apr 14. PMID: 35421277; PMCID: PMC9102524.

(35) Fontané, Laia, et al. Influencia de la microbiota y de los probióticos en la obesidad. Clínica e investigación en arteriosclerosis. 2018: 271-279.

(36) Wen L, Duffy A. Factors Influencing the Gut Microbiota, Inflammation, and Type 2 Diabetes. J Nutr. 2017 Jul;147(7):1468S-1475S. doi: 10.3945/jn.116.240754. Epub 2017 Jun 14. PMID.: 28615382; PMCID: PMC5483960.

(37) CDC. How much physical activity do children need?. 2022. https://www.cdc.gov/physicalactivity/basics/children/index.htm

(38) Martin CK, Rosenbaum D, Han H, Geiselman PJ, Wyatt HR, Hill JO, Brill C, Bailer B, Miller BV 3rd, Stein R, Klein S, Foster GD. Change in food cravings, food preferences, and appetite during a low-carbohydrate and low-fat diet. Obesity (Silver Spring). 2011 Oct;19(10):1963-70. doi: 10.1038/oby.2011.62. Epub 2011 Apr 14. PMID: 21494226; PMCID: PMC3139783.

(39) Lustig, Robert H. 2020. "Ultraprocessed Food: Addictive, Toxic, and Ready for Regulation" Nutrients 12, no. 11: 3401. https://doi.org/10.3390/nu12113401

(40) NIH. ¿Qué es el síndrome metabólico?. National Heart Lung and Blood Institute. 2022. https://www.nhlbi.nih.gov/es/salud/sindrome-metabolico

(41) Ellulu M S, Patimah I, Khaza'ai H, Rahmat A, Abed Y. Obesity and inflammation: the linking mechanism and the complications. Archives of Medical Science. 2017;13(4):851-863. doi:10.5114/aoms.2016.58928.

(42) Jensen J, Rustad PI, Kolnes AJ, Lai YC. The role of skeletal muscle glycogen breakdown for regulation of insulin sensitivity by exercise. Front Physiol. 2011 Dec 30;2:112. doi: 10.3389/fphys.2011.00112. PMID: 22232606; PMCID: PMC3248697.

(43) DIABETES UK. Complications of diabetes. The British Diabetic Association. 2022. https://www.diabetes.org.uk/guide-to-diabetes/complications

(44) Almeda-Valdés P, Cuevas-Ramos D, Aguilar-Salinas CA. Metabolic syndrome and non-alcoholic fatty liver disease. Ann Hepatol. 2009;8 Suppl 1:S18-24. PMID: 19381120.

(45) NLM   Di Genova L, Penta L, Biscarini A, Di Cara G, Esposito S. Children with Obesity and Asthma: Which Are the Best Options for Their Management? Nutrients. 2018 Nov 2;10(11):1634. doi: 10.3390/nu10111634. PMID: 30400197; PMCID: PMC6267365.

(46) Walker JL, Hosseinzadeh P, White H, Murr K, Milbrandt TA, Talwalkar VJ, Iwinski H, Muchow R. Idiopathic Genu Valgum and Its Association With Obesity in Children and Adolescents. J Pediatr Orthop. 2019 Aug;39(7):347-352. doi: 10.1097/BPO.0000000000000971. PMID: 31305377.

(47) Fintini D, Cianfarani S, Cofini M, Andreoletti A, Ubertini GM, Cappa M, Manco M. The Bones of Children With Obesity. Front Endocrinol (Lausanne). 2020 Apr 24;11:200. doi: 10.3389/fendo.2020.00200. PMID: 32390939; PMCID: PMC7193990.

(48) Mofid, Marcie PA-C. Obstructive sleep apnea: The sleeping giant of the childhood obesity epidemic. JAAPA: October 2014 - Volume 27 - Issue 10 - p 27-30. doi: 10.1097/01.JAA.0000453860.16582.9c

(49) Anderson AD, Solorzano CM, McCartney CR. Childhood obesity and its impact on the development of adolescent PCOS. Semin Reprod Med. 2014 May;32(3):202-13. doi: 10.1055/s-0034-1371092. Epub 2014 Apr 8. PMID: 24715515; PMCID: PMC4103796.

(50) Itriyeva K. The effects of obesity on the menstrual cycle. Curr Probl Pediatr Adolesc Health Care. 2022 Aug;52(8):101241. doi: 10.1016/j.cppeds.2022.101241. Epub 2022 Jul 21. PMID: 35871162; PMCID: PMC9449629.

(51) Lindberg L, Hagman E, Danielsson P, Marcus C, Persson M. Anxiety and depression in children and adolescents with obesity: a nationwide study in Sweden. BMC Med. 2020 Feb 21;18(1):30. doi: 10.1186/s12916-020-1498-z. PMID: 32079538; PMCID: PMC7033939.

(52) Park MH, Falconer C, Viner RM, Kinra S. The impact of childhood obesity on morbidity and mortality in adulthood: a systematic review. Obes Rev. 2012 Nov;13(11):985-1000. doi: 10.1111/j.1467-789X.2012.01015.x. Epub 2012 Jun 26. PMID: 22731928.

www.ingramcontent.com/pod-product-compliance
Lightning Source LLC
Chambersburg PA
CBHW050829250726

48653CB00006B/2509